Dieta antinfiammatoria

Il tuo alleato per la salute

Scopri il segreto per fermare l'infiammazione, rinforzare il sistema immunitario e dinamizzare il metabolismo per un corpo rigenerato

Di

Giuliano Monti

1

Sommario

Capitolo 1: Introduzione All'infiammazione 10

1.1 Definizione E Ruolo Dell'infiammazione Nel Corpo 11

1.2 Differenza Tra Infiammazione Acuta E Cronica 14

1.3 Impatto Dell'infiammazione Cronica Sulla Salute 18

1.4 Fattori Che Contribuiscono All'infiammazione Cronica 22

1.5 Panoramica Del Libro E Obiettivi............. 26

Capitolo 2: Dieta E Infiammazione.................... 30

2.1 Correlazione Tra Dieta E Infiammazione.. 31

2.2 Alimenti Che Esacerbano L'infiammazione 34

2.3 Alimenti Che Riducono L'infiammazione . 38

2.4 Principi Di Una Dieta Antinfiammatoria... 41

2.5 Introduzione Ai Piani Alimentari Settimanali Antinfiammatori 45

Capitolo 3: Alimenti Antinfiammatori Chiave 50

3.1 Benefici Delle Verdure A Foglia Verde 51

3.2 Potere Antiossidante Delle Bacche 54

3.3 Importanza Dei Grassi Sani (Olio D'oliva, Omega-3) 58

3.4 Spezie Ed Erbe Con Proprietà Antinfiammatorie 62

3.5 Integrare Gli Alimenti Antinfiammatori Nella Dieta Quotidiana 66

Capitolo 4: Evitare Gli Alimenti Pro-Infiammatori 71

4.1 Identificare Gli Zuccheri Raffinati E I Loro Effetti 72

4.2 Impatto dei Grassi Trans sulla Salute 75

4.3 Problemi con i Carboidrati ad Alto Indice Glicemico 79

4.4 Consigli per Ridurre il Consumo di Alimenti Pro-Infiammatori 83

4.5 Sostituzioni Sane e Gustose 87

Capitolo 5: Piani Alimentari Settimanali 91

5.1 Creare un Piano Alimentare Bilanciato 92

5.2 Esempi di Menu Settimanali Antinfiammatori 95

5.3 Consigli per la Preparazione dei Pasti 100

5.4 Adattamenti per Esigenze Dietetiche Specifiche 104

5.5 Mantenere la Varietà e il Gusto 107

Capitolo 6: Oltre La Dieta - Stile Di Vita Antinfiammatorio 111

6.1 Importanza dell'attività Fisica 112

6.2 Il Ruolo del Sonno nella Gestione dell'infiammazione 115

6.3 Tecniche di Gestione dello Stress 119

6.4 Evitare Fattori Ambientali e di Stile di Vita Nocivi 122

6.5 Creazione di una Routine Quotidiana Antinfiammatoria 125

Capitolo 7: Integrazione E Supplementazione . 129

7.1 Adottare un Approccio Olistico alla Vita per la Salute e il Benessere 130

7.2 Integrare un Approccio Olistico nella Vita Quotidiana 133

7.3 Valutazione Regolare e Adattamento del Percorso 137

7.4 Mantenere la Motivazione e l'Impegno a Lungo Termine 140

7.5 Affrontare e Superare Ostacoli e Sfide... 144

Capitolo 8: Affrontare Sfide E Ostacoli Comuni 148

8.1 Costruire Resilienza e Adattabilità 149

8.2 Auto-miglioramento Continuo e Apprendimento.. 152

8.3 Adattare la Dieta e lo Stile di Vita alle Diverse Fasi della Vita 156

8.4 Integrazione e Bilanciamento degli Aspetti Nutrizionali, Fisici e Mentali......................... 160

8.5 Mantenere la Coerenza e Stabilire una Routine Quotidiana 163

Capitolo 9: Storie Di Successo E Studi Di Caso . 168

9.1 Visione a Lungo Termine per uno Stile di Vita Antinfiammatorio 169

9.2 Affrontare i Cambiamenti della Vita con un Approccio Antinfiammatorio Flessibile 172

9.3 Integrare Consapevolmente Pratiche Antinfiammatorie in un Percorso di Vita Armonioso 176

9.4 Mantenere uno Stile di Vita Antinfiammatorio nelle Relazioni Sociali 180

9.5 Il Ruolo della Comunità e del Sostegno Sociale 184

Capitolo 10: Conclusione E Prossimi Passi 188

10.1 Conclusioni e Riflessioni sul Percorso Antinfiammatorio 189

10.2 Consigli Finali per il Mantenimento a Lungo Termine 192

10.3 Evoluzione Continua e Personalizzazione dello Stile di Vita Antinfiammatorio 196

10.4 Innovazione e Sperimentazione nel Percorso Antinfiammatorio 199

10.5 Riflessione Finale e Continuazione del Viaggio nel Benessere 203

Capitolo 11: Ricette Facili E Veloci 206

Insalata di Barbabietole e Arancia con Noci 207

Tranci di Merluzzo al Limone e Timo 211

Zuppa di Broccoli e Cavolo con Zenzero 214

Frullato Verde con Spinaci, Mela e Zenzero. 218

Bowl di Acai con Frutti Rossi e Semi di Chia. 222

Petto di Pollo al Curry e Latte di Cocco 225

Hummus di Ceci con Paprika e Olio d'Oliva . 229

Risotto Vegetariano con Zucchine e Basilico 233

Tortillas Integrali con Ripieno di Verdure Grigliate 237

Mousse di Avocado e Cacao con Nocciole Tostate 241

Conclusione: Inizia il Tuo Viaggio Verso una Vita Trasformata 245

Capitolo 1: Introduzione All'infiammazione

1.1 Definizione E Ruolo Dell'infiammazione Nel Corpo

L'infiammazione è un processo biologico fondamentale che svolge un ruolo cruciale nel sistema immunitario del nostro corpo. È una risposta naturale e protettiva a infezioni, lesioni o patologie, mirando a eliminare la causa dell'irritazione e avviare il processo di guarigione. Per comprendere l'importanza di una dieta antinfiammatoria, è essenziale iniziare con una comprensione approfondita dell'infiammazione e del suo impatto sul corpo umano.

Quando si verifica un danno ai tessuti, come una ferita o un'infezione, il corpo reagisce liberando sostanze chimiche che provocano una risposta infiammatoria. Questa risposta include l'aumento del flusso sanguigno alla zona interessata, il rilascio di anticorpi e proteine, nonché l'arrivo di cellule del sistema immunitario per combattere gli invasori. Questo processo è fondamentale per la guarigione e viene solitamente osservato attraverso sintomi come rossore, calore, gonfiore e dolore.

Sebbene l'infiammazione sia una parte essenziale della risposta immunitaria del corpo, non è sempre un fenomeno benefico. Quando l'infiammazione diventa cronica, può avere effetti dannosi e contribuire allo sviluppo di diverse malattie croniche. L'infiammazione cronica si verifica quando la risposta infiammatoria del corpo non si arresta come dovrebbe. Al contrario, continua a persistere, causando danni progressivi ai tessuti. Questo tipo di infiammazione è sottile e spesso non presenta sintomi immediati, ma nel tempo può portare a malattie come artrite, malattie cardiache, diabete e persino alcuni tipi di cancro.

Una delle cause principali dell'infiammazione cronica è lo stile di vita, in particolare la dieta. Alimenti che esacerbano l'infiammazione includono quelli ricchi di zuccheri raffinati, grassi saturi e grassi trans. Questi alimenti possono alterare il bilancio delle sostanze chimiche nel corpo, favorendo processi infiammatori cronici. Al contrario, una dieta ricca di alimenti antinfiammatori, come frutta e verdura fresca, grassi sani e proteine magre, può aiutare a ridurre l'infiammazione e promuovere la salute generale.

L'obiettivo di questo libro, quindi, è fornire una guida completa per adottare un regime alimentare antinfiammatorio. Iniziando con un'approfondita comprensione dell'infiammazione e del suo impatto sulla salute, possiamo esplorare come specifici cambiamenti nella dieta e nello stile di vita possano aiutare a gestire, ridurre e persino prevenire l'infiammazione cronica. Questo approccio non solo contribuirà a migliorare la salute generale, ma offrirà anche una base solida per un benessere duraturo.

Proseguendo nel libro, esploreremo più dettagliatamente i legami tra specifici alimenti e l'infiammazione, fornendo informazioni pratiche e consigli su come adottare una dieta antinfiammatoria efficace. Con questa conoscenza, sarete in grado di prendere decisioni informate sulla vostra alimentazione e stile di vita, avviandovi verso un percorso di salute e benessere.

1.2 Differenza Tra Infiammazione Acuta E Cronica

Dopo aver introdotto il concetto di infiammazione nel punto precedente, è importante distinguere tra i due tipi principali di infiammazione: acuta e cronica. Questa distinzione è fondamentale per comprendere come l'infiammazione influenzi la nostra salute e come possiamo modificarne l'impatto attraverso la dieta e lo stile di vita.

Infiammazione acuta: la risposta protettiva immediata

L'infiammazione acuta è una risposta rapida e a breve termine del corpo a un danno fisico, un'infezione o un'altra sfida immediata. È caratterizzata da sintomi ben noti come rossore, calore, gonfiore e dolore. Questi segni indicano che il sistema immunitario sta lavorando per combattere l'infezione, rimuovere gli stimoli dannosi e avviare il processo di guarigione. Ad esempio, se ci si taglia un dito o si ha un'infezione batterica, l'infiammazione acuta aiuta a isolare l'area e a combattere gli agenti patogeni.

L'infiammazione acuta è essenziale per la nostra sopravvivenza. Senza di essa, lesioni relativamente minori o infezioni comuni potrebbero essere fatali.

Questo tipo di infiammazione di solito risolve rapidamente, lasciando il corpo nel suo stato di salute originale senza effetti a lungo termine.

Infiammazione cronica: una minaccia silenziosa

A differenza dell'infiammazione acuta, l'infiammazione cronica è un processo lento, prolungato che può durare per mesi o anni. Invece di contribuire alla guarigione, l'infiammazione cronica può danneggiare le cellule del corpo e alterare le normali funzioni degli organi. Questo tipo di infiammazione spesso non presenta sintomi immediati, rendendola insidiosa e pericolosa.

L'infiammazione cronica è associata a numerose malattie a lungo termine, tra cui artrite, malattie cardiache, diabete di tipo 2, obesità, malattie autoimmuni e alcuni tipi di cancro. Fattori come una dieta povera, mancanza di attività fisica, fumo, obesità, inquinamento e stress cronico possono contribuire all'infiammazione cronica.

Il collegamento tra i due tipi di infiammazione

Mentre l'infiammazione acuta è una risposta necessaria e benefica, l'infiammazione cronica rappresenta una disfunzione del sistema immunitario. Il passaggio da un'infiammazione acuta a una cronica può verificarsi quando il corpo è esposto a stimoli infiammatori continui o quando il processo infiammatorio non si risolve completamente.

La comprensione della differenza tra questi due tipi di infiammazione è cruciale per sviluppare strategie di prevenzione e trattamento. Attraverso l'alimentazione e le scelte di stile di vita, possiamo influenzare il nostro sistema immunitario e ridurre il rischio di infiammazione cronica.

Nel prossimo punto, esploreremo come l'infiammazione cronica possa contribuire allo sviluppo di molte malattie croniche. Questo ci permetterà di comprendere meglio perché è così importante adottare un approccio proattivo per ridurre l'infiammazione attraverso la dieta e lo stile di vita. Questa comprensione formerà la base per le raccomandazioni pratiche e le modifiche alla dieta che verranno discusse nei capitoli successivi.

1.3 Impatto Dell'infiammazione Cronica Sulla Salute

Dopo aver esplorato la differenza tra infiammazione acuta e cronica, è cruciale comprendere come quest'ultima influisca sulla nostra salute. L'infiammazione cronica è un fattore comune e sottostante a molte malattie a lungo termine. Questa sezione si concentra sull'impatto dell'infiammazione cronica e pone le basi per comprendere l'importanza di combatterla attraverso la dieta e lo stile di vita.

Il ruolo centrale nell'eziologia delle malattie

L'infiammazione cronica è stata identificata come una causa principale di molte malattie croniche. Questa forma di infiammazione agisce lentamente e subdolamente, danneggiando i tessuti del corpo nel tempo. Malattie come artrite reumatoide, malattie cardiovascolari, diabete di tipo 2, obesità, alcune forme di cancro e malattie neurodegenerative come l'Alzheimer sono fortemente correlate all'infiammazione cronica.

Meccanismi patologici

In condizioni di infiammazione cronica, il sistema immunitario continua a rilasciare cellule infiammatorie anche in assenza di infezioni o lesioni. Queste cellule possono finire per attaccare i tessuti sani, provocando danni progressivi e una serie di reazioni che perpetuano ulteriormente l'infiammazione. Nel tempo, questo processo può portare a un'alterazione della funzione cellulare e alla degenerazione dei tessuti.

Infiammazione e malattie cardiovascolari

Una delle connessioni più studiate è quella tra infiammazione cronica e malattie cardiovascolari. L'infiammazione può contribuire all'accumulo di placche nelle arterie (aterosclerosi), aumentando il rischio di infarto e ictus. Fattori di rischio come una dieta ricca di grassi saturi, fumo e mancanza di esercizio possono esacerbare questo processo.

Infiammazione e metabolismo

Anche il metabolismo è influenzato dall'infiammazione cronica. Condizioni come l'obesità possono portare a una forma di infiammazione a basso grado, che a sua volta contribuisce allo sviluppo del diabete di tipo 2.

Questo circolo vizioso tra infiammazione, aumento di peso e resistenza all'insulina sottolinea l'importanza di una dieta e uno stile di vita sani.

Connettere le puntini tra infiammazione e dieta

Questo legame tra infiammazione cronica e varie malattie sottolinea l'importanza di strategie preventive. Una delle armi più efficaci contro l'infiammazione cronica è una dieta ben bilanciata, ricca di alimenti antinfiammatori. Nel prossimo punto, esamineremo i fattori che contribuiscono all'infiammazione cronica, focalizzandoci in particolare su come certi stili di vita e abitudini alimentari possano alimentarla. Questo ci consentirà di stabilire una chiara connessione tra le scelte quotidiane e la loro influenza sull'infiammazione cronica, preparando il terreno per introdurre modifiche dietetiche specifiche nei capitoli successivi.

1.4 Fattori Che Contribuiscono All'infiammazione Cronica

Avendo compreso l'importante impatto dell'infiammazione cronica sulla salute, è essenziale ora esaminare i fattori che contribuiscono a questa condizione. Comprendere queste cause è il primo passo per mitigare i loro effetti e stabilire le basi per un cambiamento efficace nello stile di vita e nella dieta, come verrà discusso nei prossimi punti e capitoli.

Alimentazione e infiammazione

Uno dei principali contribuenti all'infiammazione cronica è la dieta. Alimenti ad alto contenuto di zuccheri raffinati, grassi saturi e grassi trans possono innescare processi infiammatori nel corpo. Di contro, una dieta povera di frutta e verdura fresca limita l'apporto di antiossidanti e nutrienti essenziali che combattono l'infiammazione. L'elaborazione di piani alimentari antinfiammatori, che verrà trattata nei capitoli successivi, mira a ridurre il consumo di questi alimenti pro-infiammatori e ad aumentare l'apporto di quelli antinfiammatori.

Stile di vita sedentario

La mancanza di attività fisica è un altro fattore significativo. Uno stile di vita sedentario può contribuire all'aumento di peso e all'obesità, che sono strettamente collegati all'infiammazione cronica. L'esercizio fisico regolare, d'altra parte, non solo aiuta a mantenere un peso sano, ma produce anche effetti antinfiammatori diretti.

Fumo e alcool

Il fumo di sigaretta e il consumo eccessivo di alcol sono due abitudini che esacerbano significativamente l'infiammazione. Il fumo contribuisce all'infiammazione cronica e aumenta il rischio di sviluppare malattie correlate all'infiammazione. Allo stesso modo, l'alcol in eccesso può causare infiammazione e danni a organi come il fegato.

Stress e salute mentale

Lo stress cronico, sia fisico che psicologico, è un potente innesco dell'infiammazione. La risposta prolungata allo stress può portare a un rilascio continuo di ormoni infiammatori. La gestione dello stress, quindi, gioca un ruolo cruciale nella riduzione dell'infiammazione, tema che verrà ulteriormente approfondito nei capitoli successivi.

Fattori ambientali

Infine, fattori ambientali come l'esposizione a inquinanti, sostanze chimiche tossiche e allergeni possono contribuire all'infiammazione cronica. Anche se non sempre possiamo controllare completamente il nostro ambiente, prendere consapevolezza di questi fattori può aiutare a ridurre l'esposizione.

In sintesi, l'infiammazione cronica è influenzata da una serie di fattori, molti dei quali sono sotto il nostro controllo diretto o indiretto. Modificando la dieta, aumentando l'attività fisica, rinunciando a fumo e alcool eccessivi, gestendo lo stress e riducendo l'esposizione a fattori ambientali nocivi, possiamo ridurre significativamente il rischio di infiammazione cronica.

Il prossimo punto, 1.5, farà da ponte tra questa panoramica dei fattori che contribuiscono all'infiammazione cronica e una visione d'insieme del libro, delineando gli obiettivi e la struttura del testo, e preparando il lettore a immergersi pienamente nei capitoli che seguono, dove queste conoscenze verranno trasformate in azioni concrete.

1.5 Panoramica Del Libro E Obiettivi

Dopo aver delineato l'importanza dell'infiammazione e i suoi effetti sulla salute, così come i fattori che contribuiscono all'infiammazione cronica, è il momento di esplorare più a fondo la struttura e gli obiettivi di questo libro. Questa panoramica serve a preparare il lettore per il viaggio che ci attende, stabilendo le aspettative e delineando il percorso che prenderemo insieme.

Struttura del libro

Il libro è diviso in dieci capitoli, ciascuno dedicato a un aspetto specifico della dieta antinfiammatoria e del suo impatto sulla salute. I primi capitoli forniscono una base teorica, esplorando l'infiammazione e il suo legame con la dieta e lo stile di vita. I capitoli successivi si concentrano su consigli pratici e specifici, compresi piani alimentari dettagliati, suggerimenti per modificare la dieta e l'integrazione di esercizi fisici e tecniche di gestione dello stress. L'obiettivo è offrire una guida completa che non solo informi, ma fornisca anche gli strumenti necessari per apportare cambiamenti reali e duraturi.

Obiettivi del libro

Il principale obiettivo di questo libro è di equipaggiare il lettore con la conoscenza e le risorse per adottare uno stile di vita antinfiammatorio.

Si mira a:

educazione: fornire informazioni dettagliate sull'infiammazione e il suo impatto sulla salute.

prevenzione: mostrare come una dieta antinfiammatoria possa prevenire o ridurre l'infiammazione cronica e le malattie correlate.

azione pratica: offrire piani alimentari e consigli pratici per adottare una dieta antinfiammatoria.

Supporto olistico: integrare modifiche alimentari con consigli su esercizio fisico, gestione dello stress e altri aspetti dello stile di vita.

-motivazione: ispirare il lettore a intraprendere e mantenere queste modifiche, mostrando i benefici a lungo termine di uno stile di vita antinfiammatorio.

Importanza della coerenza e continuità

In ogni capitolo, i temi e le informazioni sono presentati in modo coerente e logico, assicurando che ogni sezione si colleghi efficacemente alla successiva. Questa coerenza aiuta a costruire una comprensione graduale e profonda del soggetto, permettendo al lettore di integrare facilmente le informazioni nella propria vita.

Transizione al prossimo punto

Terminando questo capitolo introduttivo, il lettore ora possiede una solida comprensione dell'infiammazione e dei suoi fattori contributivi. Nel prossimo punto, inizieremo a esplorare più dettagliatamente il legame diretto tra dieta e infiammazione. Il capitolo 2 aprirà con una discussione approfondita su come certi alimenti possano esacerbare o mitigare l'infiammazione cronica, fornendo così la base per le scelte alimentari informate che andremo a esplorare nel resto del libro.

Capitolo 2: Dieta E Infiammazione

2.1 Correlazione Tra Dieta E Infiammazione

Iniziando il secondo capitolo, esploreremo il fondamentale legame tra dieta e infiammazione. Questo punto stabilisce il terreno per comprendere come specifici alimenti e modelli dietetici influenzino l'infiammazione nel corpo, preparando il lettore per un'analisi più dettagliata degli alimenti specifici nei punti successivi.

Il potere degli alimenti nel modulare l'infiammazione

La dieta svolge un ruolo cruciale nella modulazione dell'infiammazione. Alcuni alimenti possono scatenare processi infiammatori, mentre altri possono agire come potenti agenti antinfiammatori. Questo effetto è dovuto alla varietà di nutrienti, antiossidanti e composti bioattivi presenti negli alimenti, che interagiscono con i percorsi biologici del corpo. Ad esempio, gli alimenti ricchi di acidi grassi omega-3, come il pesce grasso, possono ridurre l'infiammazione, mentre quelli ad alto contenuto di grassi saturi e zuccheri raffinati possono promuoverla.

Il ruolo delle dieta nel risveglio infiammatorio

Studi scientifici hanno dimostrato che le diete ad alto indice glicemico, ricche di cibi processati e povere di nutrienti essenziali, sono associate a livelli più elevati di marcatori infiammatori nel sangue. Questi marcatori, come la proteina c reattiva (pcr), sono indicatori affidabili dell'infiammazione sistemica e sono spesso elevati in condizioni come obesità, sindrome metabolica e diabete di tipo 2.

Il ruolo dei microbiota intestinali

Un aspetto meno conosciuto, ma altrettanto importante, è l'impatto della dieta sul microbiota intestinale. Il microbiota, composto da miliardi di batteri che risiedono nel nostro intestino, gioca un ruolo vitale nella regolazione dell'infiammazione. Una dieta ricca di fibre, prebiotici e probiotici può favorire un microbiota sano, che a sua volta può aiutare a ridurre l'infiammazione sistemica. Al contrario, una dieta povera di questi elementi può portare a un microbiota sbilanciato, noto come disbiosi, che è stata associata all'infiammazione e a varie malattie croniche.

Diete antinfiammatorie: più di una moda

In questo contesto, le diete antinfiammatorie non sono semplicemente una tendenza, ma riflettono una comprensione scientifica di come i cibi che mangiamo influenzino il nostro corpo. Dieta mediterranea, dieta dash (dietary approaches to stop hypertension) e altre diete ricche di frutta, verdura, grassi sani e proteine magre hanno dimostrato di ridurre i livelli di infiammazione.

Preparazione per l'analisi dettagliata

Con questa comprensione della relazione tra dieta e infiammazione, il prossimo passo sarà esaminare specifici gruppi di alimenti e come influenzano l'infiammazione. Nel prossimo punto, ci concentreremo sugli alimenti che esacerbano l'infiammazione, identificando quali evitare o limitare per promuovere una migliore salute e benessere.

2.2 Alimenti Che Esacerbano L'infiammazione

Dopo aver compreso il legame tra dieta e infiammazione, è essenziale identificare gli alimenti specifici che possono esacerbare l'infiammazione. Questa consapevolezza è fondamentale per prendere decisioni alimentari informate. Nel prossimo punto, ci concentreremo sugli alimenti che mitigano l'infiammazione, ma prima, esaminiamo quelli da limitare o evitare.

Zuccheri raffinati e infiammazione

Gli zuccheri raffinati sono tra i maggiori colpevoli dell'infiammazione dietetica. Trovati in abbondanza in dolci, bevande zuccherate e molti cibi trasformati, questi zuccheri possono scatenare un aumento dei livelli di insulina e favorire l'infiammazione. Studi hanno collegato un elevato consumo di zuccheri raffinati a una maggiore infiammazione, obesità e malattie croniche.

Grassi trans e infiammazione

I grassi trans, spesso presenti in cibi fritti, spuntino confezionati e pasticceria industriale, sono noti per il loro potenziale infiammatorio. Questi grassi possono alterare il bilancio dei lipidi nel sangue, favorendo l'infiammazione e aumentando il rischio di malattie cardiovascolari. Evitare o ridurre drasticamente il consumo di questi grassi è cruciale per un regime alimentare antinfiammatorio.

Carboidrati ad alto indice glicemico

I carboidrati ad alto indice glicemico, come pane bianco, pasta raffinata e alcuni cereali da colazione, possono causare picchi rapidi nei livelli di zucchero nel sangue, stimolando un processo infiammatorio. Preferire carboidrati a basso indice glicemico, che forniscono un rilascio più lento e stabile di energia, è una strategia migliore per controllare l'infiammazione.

Alimenti processati e conservanti

Gli alimenti processati spesso contengono conservanti, coloranti e additivi che possono contribuire all'infiammazione. Questi composti possono alterare la flora intestinale e stimolare risposte infiammatorie nel corpo. Una dieta incentrata su alimenti freschi e minimamente trasformati aiuta a ridurre l'assunzione di questi composti pro-infiammatori.

Alcool in eccesso

Sebbene un consumo moderato di alcune forme di alcool, come il vino rosso, possa avere benefici per la salute, l'abuso di alcool è chiaramente collegato all'infiammazione. L'alcool in eccesso può danneggiare il fegato e altri organi, stimolando l'infiammazione e compromettendo la salute generale.

Prossimi passi: alimenti antinfiammatori

Ora che abbiamo identificato gli alimenti da limitare per ridurre l'infiammazione, nel prossimo punto ci concentreremo sugli alimenti antinfiammatori. Questa sezione fornirà informazioni su come incorporare efficacemente questi alimenti nella dieta quotidiana, contrastando gli effetti dei cibi pro-infiammatori e promuovendo la salute e il benessere.

2.3 Alimenti Che Riducono L'infiammazione

Dopo aver esaminato gli alimenti che possono esacerbare l'infiammazione, è ora di concentrarsi su quelli che hanno l'effetto opposto. Gli alimenti antinfiammatori giocano un ruolo cruciale nel ridurre l'infiammazione cronica e nel promuovere la salute generale. Questa sezione delibera su tali alimenti, fornendo una guida per integrarli nella dieta quotidiana, e fungendo da ponte verso il prossimo punto che tratta i principi di una dieta antinfiammatoria.

Verdure a foglia verde

Le verdure a foglia verde, come spinaci, cavolo e bietola, sono ricche di antiossidanti e nutrienti essenziali. Contengono vitamine come la c e la e, e minerali come il ferro e il calcio, che hanno proprietà antinfiammatorie. Inoltre, la loro alta concentrazione di fitonutrienti, come la clorofilla, può aiutare a ridurre l'infiammazione nel corpo.

Frutti ricchi di antiossidanti

Frutti come bacche, ciliegie e melograni sono noti per il loro alto contenuto di antiossidanti. Questi composti, come le antocianine nelle bacche, aiutano a neutralizzare i radicali liberi nel corpo, riducendo l'infiammazione e proteggendo le cellule dai danni.

Grassi sani: omega-3 e olio d'oliva

Gli acidi grassi omega-3, presenti in abbondanza nel pesce grasso come salmone e sgombro, e in semi come Chia e lino, sono potenti antinfiammatori. L'olio d'oliva extra vergine, un altro grasso sano, contiene oleocantale, un composto che ha mostrato proprietà simili all'ibuprofene, un farmaco antinfiammatorio.

Cibi integrali e fibre

Gli alimenti integrali, come i cereali integrali, i legumi e le verdure, sono ricchi di fibre. Le fibre alimentari non solo aiutano la digestione, ma possono anche modulare il microbiota intestinale, che a sua volta può influenzare l'infiammazione. Un intestino sano è fondamentale per un sistema immunitario efficiente e per la gestione dell'infiammazione.

Spezie ed erbe

Spezie come curcuma, zenzero e aglio non sono solo ricchi di sapore, ma hanno anche proprietà antinfiammatorie. La curcumina, il principio attivo della curcuma, è particolarmente nota per le sue potenti proprietà antinfiammatorie e antiossidanti.

Comprendendo l'importanza di questi alimenti antinfiammatori, il prossimo passo è costruire una dieta che li incorpori efficacemente. Il punto 2.4 discuterà i principi di una dieta antinfiammatoria, offrendo consigli pratici su come integrare questi alimenti nella vita quotidiana e creare un piano alimentare equilibrato e sostenibile.

2.4 Principi Di Una Dieta Antinfiammatoria

Dopo aver esplorato gli alimenti che esacerbano e quelli che riducono l'infiammazione, è il momento di integrare queste conoscenze in un quadro coerente: i principi di una dieta antinfiammatoria. Questa sezione fornisce linee guida su come strutturare una dieta che non solo combatte l'infiammazione, ma promuove anche la salute e il benessere complessivi. Questi principi serviranno come fondamento per il punto successivo, che include l'introduzione ai piani alimentari settimanali.

Bilanciare macronutrienti

Una dieta antinfiammatoria inizia con un equilibrio di macronutrienti: proteine, grassi e carboidrati. Le proteine devono provenire da fonti magre e di alta qualità, come pesce, pollame, legumi e tofu. I grassi sani, come quelli trovati nell'olio d'oliva, nella frutta a guscio e nel pesce grasso, dovrebbero sostituire i grassi saturi e trans. I carboidrati devono essere principalmente da fonti integrali, ricchi di fibre, come cereali integrali, frutta e verdura.

Aumentare l'assunzione di antiossidanti

Gli antiossidanti sono essenziali nella lotta contro l'infiammazione. Una dieta ricca di frutta e verdura colorate garantisce un'ampia fornitura di antiossidanti. Alimenti come bacche, mele, carote, spinaci e peperoni sono eccellenti scelte per aumentare l'assunzione di antiossidanti.

Incorporare grassi omega-3

Gli acidi grassi omega-3 sono tra i più potenti antinfiammatori naturali. Includere regolarmente fonti di omega-3, come il pesce grasso (salmone, sgombro), semi di lino, semi di Chia e noci, è cruciale in una dieta antinfiammatoria.

Ridurre l'assunzione di alimenti processati

Gli alimenti processati spesso contengono elevati livelli di zuccheri aggiunti, grassi insalubri e additivi che possono stimolare l'infiammazione. Limitare o eliminare questi alimenti è un passo fondamentale verso una dieta antinfiammatoria.

Moderare il consumo di alcol

Sebbene un consumo moderato di alcol possa far parte di una dieta equilibrata, è importante moderarne l'assunzione. L'eccesso di alcol può contribuire all'infiammazione e ad altri problemi di salute.

Idratazione adeguata

Bere abbondante acqua è essenziale per il supporto di tutti i processi corporei, inclusa la riduzione dell'infiammazione. L'idratazione adeguata aiuta a eliminare le tossine dal corpo e a mantenere le cellule in salute.

Evitare i trigger alimentari

Individuare ed evitare gli alimenti che scatenano l'infiammazione personale è importante. Questo può variare da persona a persona, con alcuni che trovano che prodotti lattiero-caseari, glutine o altri alimenti specifici possono peggiorare l'infiammazione.

Transizione al prossimo punto

Con questi principi in mente, siamo ora pronti a passare alla costruzione di piani alimentari settimanali antinfiammatori. Nel punto successivo, ci concentreremo su come applicare queste linee guida nella pratica, sviluppando piani alimentari che non solo riducono l'infiammazione ma sono anche gustosi, soddisfacenti e facili da seguire.

2.5 Introduzione Ai Piani Alimentari Settimanali Antinfiammatori

Dopo aver stabilito i principi fondamentali di una dieta antinfiammatoria, è il momento di tradurre queste teorie in azioni concrete. I piani alimentari settimanali antinfiammatori rappresentano un approccio pratico per incorporare nella vita quotidiana gli alimenti e le abitudini che riducono l'infiammazione. Questa sezione del libro non solo fornisce esempi di piani alimentari, ma offre anche consigli per personalizzarli in base alle esigenze individuali, fungendo da collegamento ideale al prossimo capitolo che si concentrerà su specifici gruppi di alimenti antinfiammatori.

Creazione di piani alimentari equilibrati

Un piano alimentare settimanale efficace dovrebbe includere un'ampia varietà di alimenti antinfiammatori, garantendo un equilibrio tra proteine, carboidrati e grassi sani. Ogni pasto dovrebbe incorporare verdure, una fonte di proteine magre e un elemento ricco di fibre, come cereali integrali o legumi. È importante anche variare gli alimenti per garantire un'ampia gamma di nutrienti e mantenere l'interesse nel piano alimentare.

Esempi di menu settimanali

Un esempio di menu settimanale potrebbe includere:

-lunedì: colazione con avena integrale, frutti di bosco e semi di Chia; pranzo con insalata di quinoa, spinaci e salmone alla griglia; cena con petto di pollo al forno, broccoli al vapore e patate dolci.

-martedì: colazione con frullato di spinaci, banana e latte di mandorla; pranzo con wrap di tacchino e verdure su pane integrale; cena con stufato di lenticchie e verdure.

E così via per il resto della settimana, alternando i pasti per assicurare varietà ed equilibrio.

Consigli per la preparazione dei pasti

La preparazione dei pasti in anticipo può semplificare il rispetto di un piano alimentare settimanale. Dedicare alcune ore durante il fine settimana per cucinare e conservare i pasti può risparmiare tempo durante la settimana e aiutare a evitare scelte alimentari meno salutari.

Personalizzazione in base alle esigenze individuali

È importante adattare il piano alimentare alle esigenze personali, tenendo conto di eventuali allergie, intolleranze o preferenze. Per esempio, chi segue una dieta vegetariana o vegana può sostituire le proteine animali con alternative vegetali come tofu, tempeh o legumi.

Istruzioni per modificare gradualmente la dieta

Per chi è nuovo alla dieta antinfiammatoria, può essere utile iniziare con piccoli cambiamenti, come sostituire gli spuntini processati con frutta o introdurre più verdure nei pasti. Questo approccio graduale facilita la transizione e rende il cambiamento più sostenibile a lungo termine.

Transizione al prossimo capitolo

Avendo fornito un'introduzione ai piani alimentari settimanali antinfiammatori, il prossimo capitolo approfondirà specifici gruppi di alimenti antinfiammatori, come le verdure a foglia verde, discutendo in dettaglio i loro benefici per la salute e come incorporarli efficacemente nella dieta. Questa progressione naturale dal generale al particolare aiuterà i lettori a capire non solo come costruire i loro piani alimentari, ma anche il perché dietro la scelta di specifici alimenti.

Capitolo 3: Alimenti Antinfiammatori Chiave

3.1 Benefici Delle Verdure A Foglia Verde

Avviando il terzo capitolo, ci concentriamo sul primo gruppo di alimenti antinfiammatori: le verdure a foglia verde. Queste verdure sono un pilastro fondamentale di una dieta antinfiammatoria, grazie alla loro densità nutritiva e ai numerosi benefici per la salute. In questo punto, esploriamo in dettaglio i benefici delle verdure a foglia verde, stabilendo una base per discutere altri alimenti antinfiammatori nei punti successivi.

Ricchezza di nutrienti

Le verdure a foglia verde, come spinaci, cavolo, bietola e lattuga romana, sono ricche di vitamine, minerali e fibre, ma basse in calorie. Sono eccellenti fonti di vitamine A, C, E, K, nonché di minerali essenziali come ferro, calcio e potassio. Questi nutrienti sostengono una vasta gamma di funzioni corporee, dalla salute degli occhi alla coagulazione del sangue e alla funzione immunitaria.

Antiossidanti potenti

Queste verdure sono cariche di antiossidanti, che aiutano a combattere i radicali liberi nel corpo, riducendo lo stress ossidativo e l'infiammazione. I fitonutrienti come la luteina e la zeaxantina, presenti in abbondanza nelle verdure a foglia verde, sono particolarmente noti per i loro effetti benefici sulla salute degli occhi e nella prevenzione di malattie croniche.

Effetti antinfiammatori

Le verdure a foglia verde contengono composti naturali che hanno dimostrato di ridurre l'infiammazione nel corpo. Questi includono flavonoidi, carotenoidi e acidi fenolici. Il consumo regolare di queste verdure può aiutare a mitigare l'infiammazione cronica e ridurre il rischio di malattie associate, come malattie cardiache e diabete.

Supporto alla salute intestinale

La fibra presente nelle verdure a foglia verde supporta la salute digestiva e intestinale. Una dieta ricca di fibre aiuta a regolare il transito intestinale e può promuovere un microbioma intestinale sano, il quale svolge un ruolo cruciale nella modulazione dell'infiammazione e nell'immunità.

Versatilità in cucina

Le verdure a foglia verde sono incredibilmente versatili in cucina. Possono essere consumate crude in insalate, frullate in smoothie, cotte al vapore, saltate in padella o aggiunte a zuppe e stufati. Questa versatilità le rende un'aggiunta facile e gustosa a qualsiasi piano alimentare.

Transizione al prossimo punto

Dopo aver esaminato i benefici delle verdure a foglia verde, il punto successivo si concentrerà su un altro gruppo di alimenti potenti nella lotta all'infiammazione: le bacche. Esploreremo le proprietà antiossidanti delle bacche e come la loro inclusione nella dieta possa offrire ulteriori benefici antinfiammatori e promuovere la salute generale.

3.2 Potere Antiossidante Delle Bacche

Proseguendo la nostra esplorazione degli alimenti antinfiammatori, il punto 3.2 si dedica alle bacche, un gruppo di frutti noti per le loro straordinarie proprietà antiossidanti. Questa sezione del libro esamina come il consumo regolare di bacche possa contribuire a ridurre l'infiammazione e migliorare la salute generale, fornendo una transizione naturale al prossimo punto che tratta l'importanza dei grassi sani come l'olio d'oliva e i pesci ricchi di omega-3.

Varietà e ricchezza nutrizionale

Le bacche, come fragole, mirtilli, lamponi e ribes, sono tra i frutti più nutrienti disponibili. Ricche di vitamine, minerali e fibre, hanno un basso contenuto calorico ma un alto contenuto di sostanze nutritive. Sono eccellenti fonti di vitamina c, vitamina k, manganese e fibre alimentari.

Elevato contenuto di antiossidanti

Le bacche sono particolarmente note per il loro alto contenuto di antiossidanti, in particolare antocianine, che conferiscono loro il caratteristico colore vivace. Questi antiossidanti aiutano a neutralizzare i radicali liberi nel corpo, riducendo l'infiammazione e proteggendo le cellule dai danni. La ricerca ha dimostrato che le antocianine possono avere effetti benefici sulla salute del cuore e possono aiutare a prevenire alcune malattie croniche.

Effetti sul metabolismo e riduzione dell'infiammazione

Le bacche hanno dimostrato di influenzare positivamente il metabolismo, aiutando a migliorare la risposta all'insulina e ridurre i livelli di zucchero nel sangue. Questo effetto è particolarmente benefico nella gestione del diabete di tipo 2 e dell'obesità, condizioni spesso accompagnate da infiammazione cronica.

Supporto alla salute cerebrale

Il consumo regolare di bacche è stato associato a benefici per la salute cerebrale. Gli antiossidanti presenti nelle bacche possono ritardare il declino cognitivo correlato all'età e migliorare la funzione cerebrale. Inoltre, alcune ricerche suggeriscono che le bacche possono svolgere un ruolo nella prevenzione di malattie neurodegenerative come l'Alzheimer.

Come incorporare le bacche nella dieta

Le bacche possono essere facilmente incorporate nella dieta quotidiana. Sono deliziose da sole, in frullati, insalate, yogurt o come parte di dessert salutari. Anche le bacche congelate sono una buona opzione, poiché mantengono la maggior parte dei loro nutrienti e antiossidanti.

Transizione al prossimo punto

Avendo esplorato il potenziale antiossidante e antinfiammatorio delle bacche, il prossimo punto si concentrerà su un altro gruppo cruciale di alimenti antinfiammatori: i grassi sani. Esamineremo come l'olio d'oliva e i pesci ricchi di omega-3 possano non solo ridurre l'infiammazione ma anche offrire una miriade di altri benefici per la salute, collegando così le informazioni nutrizionali con raccomandazioni pratiche per una dieta antinfiammatoria ottimale.

3.3 Importanza Dei Grassi Sani (Olio D'oliva, Omega-3)

Il punto 3.3 approfondisce il ruolo essenziale dei grassi sani, in particolare l'olio d'oliva e i pesci ricchi di omega-3, nel combattere l'infiammazione. Questa sezione sottolinea come l'integrazione di grassi sani nella dieta non solo possa aiutare a ridurre l'infiammazione, ma anche promuovere la salute generale, collegandosi al prossimo punto che tratterà le spezie e le erbe con proprietà antinfiammatorie.

Benefici dell'olio d'oliva

L'olio d'oliva extra vergine è un pilastro della dieta mediterranea, noto per i suoi numerosi benefici per la salute, in particolare per il suo impatto antinfiammatorio. Ricco di acidi grassi monoinsaturi e composti fenolici come oleocantale, l'olio d'oliva contribuisce a ridurre l'infiammazione e a proteggere contro malattie cardiache, alcuni tipi di cancro e il declino cognitivo legato all'età. L'oleocantale, in particolare, ha dimostrato di avere effetti simili agli antinfiammatori non steroidei, riducendo l'infiammazione in modo simile all'ibuprofene.

Omega-3 nei pesci grassi

I pesci grassi come salmone, sgombro e sardine sono eccellenti fonti di acidi grassi omega-3, in particolare epa (acido eicosapentaenoico) e dha (acido docosaesaenoico). Gli omega-3 sono noti per le loro potenti proprietà antinfiammatorie, che possono aiutare nella prevenzione e nel trattamento di malattie infiammatorie croniche come l'artrite reumatoide, le malattie cardiache e la depressione. Riducono l'infiammazione agendo su diverse vie biochimiche nel corpo, compresa la riduzione della produzione di sostanze chimiche infiammatorie.

Effetti sul metabolismo e salute cardiovascolare

I grassi sani hanno un ruolo significativo nella regolazione del metabolismo, nel miglioramento della funzione endoteliale e nella riduzione del rischio di aterosclerosi. L'olio d'oliva e gli omega-3 contribuiscono a mantenere bassi i livelli di colesterolo ldl ("cattivo") e a elevare quelli di hdl ("buono"), favorendo una salute cardiovascolare ottimale.

Come integrare grassi sani nella dieta

L'olio d'oliva può essere usato come condimento per insalate, per cucinare, o come sostituto del burro. I pesci grassi possono essere integrati nella dieta consumandoli almeno due volte a settimana, sia grigliati, al forno, che al vapore. Per coloro che non consumano pesce, gli integratori di olio di pesce o di alghe possono essere un'alternativa utile per ottenere gli omega-3 necessari.

Attenzione alle fonti e alla qualità

È importante scegliere olio d'oliva extra vergine di alta qualità per massimizzare i benefici per la salute. Analogamente, per i pesci grassi, è preferibile optare per fonti sostenibili e a basso contenuto di mercurio.

Transizione al prossimo punto

Dopo aver esaminato il ruolo critico dei grassi sani, il prossimo punto si focalizzerà sulle spezie e le erbe. Questi non solo aggiungono sapore ai nostri piatti, ma possono anche offrire significativi benefici antinfiammatori. Esploreremo come ingredienti come curcuma, zenzero e aglio possano essere incorporati nella dieta quotidiana per massimizzare i loro effetti sulla salute.

3.4 Spezie Ed Erbe Con Proprietà Antinfiammatorie

Proseguendo nella nostra esplorazione degli alimenti antinfiammatori, il punto 3.4 si concentra sulle spezie e le erbe. Questi ingredienti non solo arricchiscono il sapore dei nostri piatti ma offrono anche benefici antinfiammatori significativi. Questa sezione esplora come l'incorporazione di specifiche spezie ed erbe nella dieta possa aiutare a combattere l'infiammazione, facendo da ponte al prossimo punto che tratterà l'integrazione di questi alimenti nella dieta quotidiana.

Curcuma: un potente antinfiammatorio

La curcuma, con il suo principio attivo, la curcumina, è una delle spezie più note per le sue proprietà antinfiammatorie. Ampia ricerca ha mostrato che la curcumina può ridurre l'infiammazione in diverse condizioni croniche, come artrite, malattie cardiache e disturbi intestinali. È anche un potente antiossidante, che contribuisce a ridurre lo stress ossidativo nel corpo.

Zenzero: oltre il sollievo dal nausea

Lo zenzero è un'altra spezia con forti proprietà antinfiammatorie. Tradizionalmente usato per alleviare la nausea, lo zenzero è stato anche dimostrato di ridurre il dolore muscolare, l'infiammazione delle articolazioni e i sintomi di alcune malattie autoimmuni. I suoi composti bioattivi, come il gingerolo, hanno effetti antinfiammatori e antiossidanti.

Aglio: potere naturale contro l'infiammazione

L'aglio, noto per le sue proprietà antimicrobiche, è anche un potente antinfiammatorio. Contiene composti come l'allicina, che hanno dimostrato di ridurre marcatori di infiammazione nel corpo. L'aglio supporta anche la salute cardiovascolare, aiutando a ridurre la pressione sanguigna e il colesterolo.

Altre erbe e spezie antinfiammatorie

Ci sono molte altre erbe e spezie che possono aiutare a ridurre l'infiammazione, tra cui la cannella, il rosmarino, il timo e l'origano. Ognuna di queste contiene unica combinazioni di composti antiossidanti e antinfiammatori che possono contribuire a una salute ottimale.

Incorporazione nelle ricette quotidiane

Le spezie ed erbe possono essere facilmente incorporate nella cucina quotidiana. La curcuma può essere aggiunta a zuppe, stufati o smoothie. Lo zenzero è ottimo in tè, frullati o marinature. L'aglio può essere utilizzato in praticamente qualsiasi piatto salato, mentre erbe come rosmarino e timo sono eccellenti per insaporire carni, verdure e salse.

Attenzione alle interazioni e controindicazioni

Sebbene queste spezie ed erbe siano generalmente sicure, è importante considerare eventuali interazioni con farmaci o condizioni mediche esistenti. Ad esempio, alte dosi di curcuma possono interferire con alcuni farmaci anticoagulanti.

Dopo aver esplorato l'importanza delle spezie ed erbe antinfiammatorie, il prossimo punto si concentrerà su come integrare tutti questi alimenti antinfiammatori- verdure a foglia verde, bacche, grassi sani, spezie ed erbe - nella dieta quotidiana. Forniremo consigli pratici e idee per pasti che incorporano questi potenti ingredienti, aiutando i lettori a creare un regime alimentare completo ed efficace contro l'infiammazione.

3.5 Integrare Gli Alimenti Antinfiammatori Nella Dieta Quotidiana

Dopo aver esaminato una varietà di alimenti antinfiammatori, dal potere delle verdure a foglia verde alle proprietà benefiche delle spezie, il punto 3.5 si concentra su come incorporare efficacemente questi alimenti nella dieta quotidiana. Questa integrazione è cruciale per massimizzare i loro benefici antinfiammatori, creando un approccio alimentare completo e vario. Queste strategie di integrazione serviranno come base per il prossimo capitolo, che affronta l'evitamento di alimenti pro-infiammatori.

Creazione di un equilibrio alimentare

Un approccio equilibrato alla dieta antinfiammatoria include un mix di verdure a foglia verde, frutti come bacche, fonti di grassi sani e un'ampia varietà di spezie ed erbe. L'obiettivo è di creare piatti che non solo siano nutrienti, ma anche gustosi e soddisfacenti, per garantire che questa dieta sia sostenibile a lungo termine.

Idee per la colazione

Inizia la giornata con una colazione che incorpora alimenti antinfiammatori:

Frullati verdi con spinaci, mirtilli e semi di lino.

Porridge d'avena con un pizzico di cannella, mirtilli e noci.

Frittata con verdure verdi e un tocco di aglio e curcuma.

Suggerimenti per pranzi e cene

Per pranzi e cene, concentrati su piatti che includano una varietà di componenti antinfiammatori:

Insalate ricche con una base di verdure a foglia verde, aggiunta di salmone o tonno per gli omega-3, e un condimento a base di olio d'oliva e limone.

Zuppe e stufati che includano zenzero, curcuma e aglio, con un abbondante assortimento di verdure e legumi.

Piatti principali che includano pesce grasso o pollo, accompagnati da una generosa porzione di verdure verdi e conditi con erbe fresche.

Snack e dessert salutari

Per gli spuntini, scegli opzioni che promuovano la salute e combattono l'infiammazione:

Frutta fresca come bacche o mele, accoppiata con una manciata di frutta a guscio.

Verdure crude con hummus o guacamole a base di olio d'oliva.

Dessert salutari, come budino di chia con latte di mandorla e frutti di bosco.

Personalizzazione in base alle esigenze individuali

Ricorda che ogni individuo è unico; pertanto, è importante personalizzare la dieta in base alle proprie esigenze, preferenze e condizioni di salute. Ascolta il tuo corpo e, se necessario, consulta un nutrizionista per consigli personalizzati.

Avendo ora fornito consigli pratici su come incorporare una varietà di alimenti antinfiammatori nella dieta quotidiana, il prossimo capitolo passerà a identificare e discutere gli alimenti pro-infiammatori. Questo cambiamento di focus da ciò che dovremmo includere a ciò che dovremmo limitare o evitare è essenziale per adottare un approccio completo alla gestione dell'infiammazione attraverso la dieta.

Capitolo 4: Evitare Gli Alimenti Pro-Infiammatori

4.1 Identificare Gli Zuccheri Raffinati E I Loro Effetti

Nel quarto capitolo, ci spostiamo dall'esplorazione degli alimenti antinfiammatori all'importanza di identificare e ridurre gli alimenti che possono peggiorare l'infiammazione. Il punto 4.1 si focalizza sugli zuccheri raffinati, spesso un componente nascosto e dannoso nella dieta moderna. Questa sezione esplora come gli zuccheri raffinati influenzino l'infiammazione e la salute generale, preparando il terreno per il prossimo punto sull'impatto dei grassi trans.

La pervasività degli zuccheri raffinati

Gli zuccheri raffinati sono onnipresenti nella dieta moderna, trovandosi in una vasta gamma di prodotti oltre ai dolci evidenti, come bevande zuccherate, cereali da colazione, spuntino confezionati e persino in alcuni prodotti salati. Questi zuccheri, privati delle loro fibre e nutrienti durante il processo di raffinazione, sono assorbiti rapidamente nel flusso sanguigno, provocando picchi di glucosio e insulina.

Effetti metabolici

Questi picchi e cali rapidi nel livello di zucchero nel sangue possono portare a una serie di problemi metabolici, tra cui resistenza all'insulina, che è un precursore del diabete di tipo 2. Inoltre, l'alto consumo di zuccheri raffinati è spesso correlato a un aumento di peso e all'obesità, entrambi associati a una maggiore infiammazione nel corpo.

Contributo all'infiammazione cronica

Gli zuccheri raffinati stimolano l'infiammazione attraverso diversi meccanismi. Possono indurre un aumento dei livelli di acidi grassi nel sangue e favorire la produzione di citochine infiammatorie, proteine che contribuiscono all'infiammazione sistemica. Questo processo infiammatorio cronico è stato collegato a una varietà di malattie, tra cui malattie cardiache, alcuni tipi di cancro e disturbi autoimmuni.

Identificare e ridurre gli zuccheri raffinati

Per ridurre l'assunzione di zuccheri raffinati:

Leggere attentamente le etichette alimentari per identificare gli zuccheri nascosti.

Limitare il consumo di cibi e bevande con zuccheri aggiunti.

Scegliere alimenti nella loro forma più integrale e non elaborata, come frutta fresca invece di succhi di frutta o frutta in scatola.

Usare dolcificanti naturali con moderazione, come miele o sciroppo d'acero, che contengono alcuni nutrienti e sono meno raffinati.

Dopo aver compreso il ruolo degli zuccheri raffinati nell'esacerbare l'infiammazione e i passaggi per ridurre il loro consumo, il prossimo punto esaminerà un altro gruppo di alimenti problematici: i grassi trans. Analizzeremo come i grassi trans influenzino negativamente la salute e perché è essenziale minimizzare o eliminare del tutto il loro consumo per una dieta antinfiammatoria efficace.

4.2 Impatto dei Grassi Trans sulla Salute

Proseguendo la discussione sugli alimenti che esacerbano l'infiammazione, il punto 4.2 si concentra sui grassi trans, noti per i loro effetti negativi sulla salute. Questa sezione esamina come i grassi trans influenzino l'infiammazione e la salute generale, preparando il lettore a comprendere meglio l'impatto dei carboidrati ad alto indice glicemico, argomento del prossimo punto.

Cos'è il Grasso Trans?

I grassi trans sono un tipo di grasso insaturo, spesso formati attraverso un processo industriale di idrogenazione, che rende gli oli liquidi solidi a temperatura ambiente. Questo processo è utilizzato per migliorare la durata di conservazione e la consistenza di molti cibi confezionati, come spuntini, prodotti da forno industriali e fast food.

Effetti Negativi sulla Salute Cardiovascolare

I grassi trans sono particolarmente dannosi per la salute cardiovascolare. Aumentano i livelli di colesterolo LDL ("cattivo") e riducono il colesterolo HDL ("buono"), contribuendo così alla formazione di placche nelle arterie (aterosclerosi). Questo può aumentare significativamente il rischio di malattie cardiache e ictus.

Contributo all'infiammazione Cronica

Oltre ai loro effetti sul colesterolo, i grassi trans possono promuovere l'infiammazione. Sono stati collegati a livelli elevati di marcatori infiammatori come la proteina C reattiva (PCR), suggerendo un impatto diretto sull'infiammazione sistemica. Questa infiammazione cronica è un fattore di rischio per molte malattie croniche, incluso il diabete di tipo 2.

Riduzione dei Grassi Trans nella Dieta

Per ridurre i grassi trans:

Evitare o limitare il consumo di cibi fritti e spuntino confezionati.

Leggere attentamente le etichette nutrizionali e cercare termini come "oli parzialmente idrogenati", un indicatore della presenza di grassi trans.

Preferire grassi sani come quelli trovati nell'olio d'oliva, nella frutta a guscio e nei pesci grassi.

Scegliere prodotti da forno fatti in casa o da fornai che utilizzano oli salutari.

Regolamentazioni e Consapevolezza del Consumatore

Molti paesi hanno introdotto regolamentazioni per limitare l'uso di grassi trans nei prodotti alimentari. Tuttavia, la consapevolezza del consumatore è fondamentale, poiché alcuni prodotti possono ancora contenerne in piccole quantità.

Transizione al Prossimo Punto

Dopo aver esaminato l'impatto negativo dei grassi trans sull'infiammazione e la salute generale, il prossimo punto tratterà un altro gruppo di alimenti problematici: i carboidrati ad alto indice glicemico. Questi carboidrati possono provocare picchi di zucchero nel sangue, esacerbando l'infiammazione e contribuendo a vari problemi di salute, un tema che è essenziale per capire appieno l'importanza di una dieta bilanciata e antinfiammatoria.

4.3 Problemi con i Carboidrati ad Alto Indice Glicemico

Nel punto 4.3, ci focalizziamo sui carboidrati ad alto indice glicemico e il loro ruolo nell'esacerbare l'infiammazione. Questa sezione del libro si propone di illustrare come un elevato consumo di questi carboidrati possa influenzare negativamente la salute e promuovere l'infiammazione cronica, preparando il lettore a comprendere l'importanza di scelte alimentari più sane nel punto successivo.

Che Cosa Sono i Carboidrati ad Alto Indice Glicemico?

I carboidrati ad alto indice glicemico sono quelli che vengono digeriti e assorbiti rapidamente, provocando un rapido aumento dei livelli di glucosio nel sangue. Esempi includono pane bianco, patate, molti cereali da colazione e spuntino trasformati, dolci e bevande zuccherate.

Impatto sulla Glicemia e l'Infiammazione

Quando si consumano cibi ad alto indice glicemico, il corpo deve produrre grandi quantità di insulina per gestire l'improvviso picco di glucosio nel sangue. Questi picchi possono portare a una resistenza all'insulina nel tempo, una condizione che è strettamente associata al diabete di tipo 2 e all'obesità. Inoltre, gli alti livelli di glucosio e insulina sono fattori che possono stimolare l'infiammazione cronica.

Collegamento con Malattie Croniche

Un consumo frequente di carboidrati ad alto indice glicemico è stato associato a un aumentato rischio di malattie croniche, non solo il diabete di tipo 2, ma anche malattie cardiache e alcune forme di cancro. Queste malattie sono spesso caratterizzate da stati infiammatori cronici, suggerendo un legame diretto tra dieta e infiammazione.

Strategie per Ridurre i Carboidrati ad Alto Indice Glicemico

Per minimizzare gli effetti negativi dei carboidrati ad alto indice glicemico:

Scegliere carboidrati a basso indice glicemico, come cereali integrali, legumi, frutta e verdura.

Bilanciare i carboidrati con proteine e grassi sani per rallentare l'assorbimento e ridurre i picchi di glucosio nel sangue.

Evitare spuntino trasformati e cibi preconfezionati che spesso contengono grandi quantità di carboidrati ad alto indice glicemico.

Essere consapevoli delle porzioni e del modo in cui i carboidrati sono preparati, poiché questi fattori possono influenzare l'indice glicemico.

Transizione al Prossimo Punto

Comprendendo i problemi associati ai carboidrati ad alto indice glicemico e come possono contribuire all'infiammazione e alle malattie croniche, il prossimo punto si concentrerà su consigli pratici per ridurre il consumo di questi alimenti. Discuteremo strategie per fare scelte alimentari più informate e bilanciate, incluse le sostituzioni sane e gustose, per aiutare a prevenire o gestire l'infiammazione attraverso la dieta.

4.4 Consigli per Ridurre il Consumo di Alimenti Pro-Infiammatori

Nel punto 4.4, ci concentriamo su strategie pratiche per ridurre il consumo di alimenti pro-infiammatori, in particolare quelli ad alto indice glicemico e ricchi di grassi trans e zuccheri raffinati. Questa sezione del libro fornisce consigli pratici e accessibili per fare scelte alimentari più salutari, ponendo le basi per il prossimo punto che tratta delle sostituzioni sane e gustose.

Riconoscere ed Evitare Alimenti Pro-Infiammatori

Il primo passo per ridurre il consumo di alimenti pro-infiammatori è riconoscerli. Questi includono spesso cibi elaborati, spuntino confezionati, dolci, bibite zuccherate, cibi fritti e fast food. Leggere attentamente le etichette nutrizionali e familiarizzare con i nomi degli ingredienti pro-infiammatori può aiutare a fare scelte più informate.

Sostituzioni Sane

Sostituire gli alimenti pro-infiammatori con alternative più sane può avere un impatto significativo. Alcuni esempi includono:

Sostituire i cereali raffinati con quelli integrali, come il pane integrale al posto del pane bianco.

Optare per spuntini naturali come frutta fresca, frutta a guscio non salata o verdure con hummus anziché snack confezionati.

Preparare i pasti in casa utilizzando ingredienti freschi e minimamente trasformati.

Importanza della Cottura Casalinga

Preparare i pasti in casa consente un controllo completo sugli ingredienti utilizzati. Cucinare con metodi sani come grigliare, cuocere al vapore o al forno, può ridurre l'uso di grassi malsani e conservare meglio i nutrienti degli alimenti.

Ridurre Dolcificanti e Zuccheri Aggiunti

Un modo semplice per ridurre il consumo di zuccheri raffinati è diminuire l'uso di dolcificanti nei cibi e nelle bevande. Considerare alternative naturali come la stevia o il miele, ma anche questi dovrebbero essere usati con moderazione.

Aumentare il Consumo di Alimenti Integrali

Focalizzarsi sugli alimenti nella loro forma più integrale e naturale. Questo include un ampio consumo di frutta e verdura, cereali integrali, legumi, frutta a guscio e semi, e fonti di proteine magre.

Monitorare le Porzioni

Prestare attenzione alle dimensioni delle porzioni può aiutare a evitare un consumo eccessivo di alimenti pro-infiammatori. Mangiare porzioni moderate, focalizzandosi sulla qualità degli alimenti piuttosto che sulla quantità, può essere un approccio efficace.

Transizione al Prossimo Punto

Dopo aver esplorato queste strategie per ridurre il consumo di alimenti pro-infiammatori, il prossimo punto esaminerà come fare sostituzioni intelligenti e gustose nella dieta. Queste sostituzioni non solo aiuteranno a ridurre l'infiammazione, ma renderanno anche l'esperienza alimentare più piacevole e sostenibile.

4.5 Sostituzioni Sane e Gustose

Nel punto 4.5, ci concentriamo su come effettuare sostituzioni sane e gustose nella dieta, un aspetto cruciale per ridurre il consumo di alimenti pro-infiammatori senza sacrificare il piacere del cibo. Questa sezione offre idee pratiche per sostituire gli alimenti pro-infiammatori con alternative più salutari, collegandosi al prossimo capitolo che tratterà la creazione di un piano alimentare bilanciato.

Sostituire i Carboidrati Raffinati

Pane e Pasta: Sostituisci il pane bianco e la pasta raffinata con le loro controparti integrali, più ricche di fibre e nutrienti.

Riso Bianco: Opta per il riso integrale, il quinoa o il bulgur, che hanno un indice glicemico più basso e sono più ricchi di nutrienti.

Alternativa ai Dolci Tradizionali

Dolcificanti: Usa dolcificanti naturali come il miele o lo sciroppo d'acero in luogo dello zucchero raffinato, e riduci la quantità totale usata.

Snack Dolci: Scegli frutta fresca o disidratata, yogurt greco con un tocco di miele, o barrette energetiche fatte in casa con ingredienti naturali.

Sostituzioni per Grassi Insalubri

Cucinare con Oli Salutari: Usa olio d'oliva extra vergine o olio di cocco anziché burro o margarina per cucinare.

Fritture: Limita il consumo di cibi fritti e, quando possibile, opta per metodi di cottura come al forno, alla griglia o al vapore.

Bevande Salutari

Bibite Zuccherate: Sostituisci le bibite zuccherate con acqua aromatizzata naturalmente, tè non zuccherati o frullati di frutta fatti in casa.

Alcolici: Riduci il consumo di alcol e quando bevi, scegli opzioni a basso contenuto calorico come vino rosso o birra leggera.

Ridurre gli Snack Processati

Snack Salati: Invece di patatine e spuntini confezionati, scegli noci non salate, semi, bastoncini di verdure fresche o popcorn fatti in casa senza burro.

Barrette Energetiche e Cereali: Scegli opzioni con pochi zuccheri aggiunti e ingredienti naturali, o preparali in casa.

Idee Creative per Pasti Sani

Sostituzioni Creative: Utilizza cavolfiore tritato come base per la pizza o la 'finta' risotto, spiralizza le zucchine per fare degli spaghetti di verdure o usa lattuga al posto del pane per gli involtini.

Sperimentare in Cucina: Sperimentare con spezie ed erbe per aggiungere sapore senza ricorrere a sale o grassi in eccesso.

Transizione al Prossimo Capitolo

Con queste sostituzioni, si può godere di pasti deliziosi riducendo l'assunzione di alimenti pro-infiammatori. Nel prossimo capitolo, passeremo a esplorare come creare un piano alimentare bilanciato, integrando queste scelte salutari nella vita quotidiana per formare abitudini alimentari sostenibili che supportano la lotta contro l'infiammazione.

Capitolo 5: Piani Alimentari Settimanali

5.1 Creare un Piano Alimentare Bilanciato

Nel quinto capitolo, ci concentriamo sulla creazione di piani alimentari bilanciati che incorporino gli insegnamenti dei capitoli precedenti. Il punto 5.1 delinea come strutturare un regime alimentare che sia antinfiammatorio, nutriente e sostenibile, fungendo da base per il successivo punto che presenterà esempi di menu settimanali antinfiammatori.

Principi Fondamentali di un Piano Alimentare Bilanciato

Un piano alimentare bilanciato dovrebbe soddisfare le necessità nutrizionali del corpo, includendo una varietà di alimenti per garantire un ampio apporto di nutrienti essenziali.

Variazione: Incorporare una vasta gamma di alimenti per assicurare che il corpo riceva tutti i macro e micronutrienti necessari. Questo include proteine magre, carboidrati complessi, grassi sani, e un'abbondanza di frutta e verdura.

Equilibrio tra Macronutrienti: Bilanciare l'apporto di proteine, carboidrati e grassi. Ad esempio, ogni pasto dovrebbe contenere una fonte di proteine, una porzione di carboidrati complessi (come cereali integrali o legumi), e una quantità moderata di grassi sani.

Densità Nutrizionale: Scegliere alimenti che sono densi di nutrienti piuttosto che calorici. Alimenti come verdure a foglia verde, frutta fresca, noci, semi e pesce grasso sono eccellenti scelte.

Pianificazione dei Pasti

Colazione: Iniziare la giornata con una colazione nutriente che può includere avena integrale, yogurt greco con bacche e semi di Chia, o uova con verdure a foglia verde.

Pranzo: Preparare pranzi bilanciati come insalate ricche con proteine magre e grassi sani, o zuppe e stufati che includono una varietà di verdure.

Cena: Creare cene che includano una porzione di proteine magre, una generosa porzione di verdure e una fonte di carboidrati complessi.

Snack Salutari

Optare per spuntino che sostengano l'energia e la nutrizione, come frutta fresca, frutta a guscio, verdure con hummus, o yogurt greco.

Importanza dell'idratazione

Mantenere un'adeguata idratazione è cruciale. Bere acqua, tè non zuccherati, e altre bevande senza zuccheri aggiunti aiuta a supportare la digestione e l'assorbimento dei nutrienti.

Ascoltare il Proprio Corpo

È importante essere attenti ai segnali del proprio corpo. Adattare le porzioni e la composizione dei pasti in base alla fame, all'energia e al benessere generale è fondamentale per un piano alimentare sostenibile.

Transizione al Prossimo Punto

Dopo aver delineato i principi per creare un piano alimentare bilanciato, il prossimo punto presenterà esempi di menu settimanali antinfiammatori. Questi esempi aiuteranno a visualizzare come si possono combinare diversi alimenti in pasti quotidiani per supportare una dieta antinfiammatoria efficace e piacevole.

5.2 Esempi di Menu Settimanali Antinfiammatori

Dopo aver stabilito i principi di una dieta bilanciata, il punto 5.2 del libro presenta esempi concreti di menu settimanali antinfiammatori. Questi menu sono progettati per illustrare come integrare vari alimenti antinfiammatori in pasti quotidiani gustosi e soddisfacenti, servendo da modello pratico per i lettori. Questi esempi facilitano la transizione al prossimo punto, che si concentrerà sulla preparazione dei pasti e sulla pianificazione.

Esempio di Menu Settimanale

Lunedì

Colazione: Frullato di spinaci, banana e semi di lino con latte di mandorla.

Pranzo: Insalata di quinoa con verdure miste, avocado e petto di pollo alla griglia.

Cena: Salmone al forno con asparagi e patate dolci al forno.

Martedì

Colazione: Yogurt greco con mirtilli freschi e un pizzico di noci.

Pranzo: Wrap integrale con tacchino, lattuga, pomodori e hummus.

Cena: Stufato di lenticchie con verdure miste e una fetta di pane integrale.

Mercoledì

Colazione: Avena cotta con mele a fette, cannella e un tocco di miele.

Pranzo: Insalata di farro con pomodori ciliegia, cetrioli, olive e feta.

Cena: Petto di pollo alla griglia con broccoli al vapore e riso integrale.

Giovedì

Colazione: Uova strapazzate con spinaci e funghi, servite su un pane tostato integrale.

Pranzo: Zuppa di verdure con un lato di insalata mista.

Cena: Curry di ceci con riso basmati integrale.

Venerdì

Colazione: Pancake di avena con frutti di bosco e sciroppo d'acero naturale.

Pranzo: Insalata di tonno con lattuga, pomodoro e avocado.

Cena: Filetto di trota alla griglia con quinoa e spinaci saltati.

Sabato

Colazione: Smoothie bowl con frutta fresca e semi di Chia.

Pranzo: Avocado toast su pane integrale con uova poché.

Cena: Bistecca di manzo magra con patate dolci al forno e insalata verde.

Domenica

Colazione: Budino di Chia preparato con latte di mandorla e frutti di bosco.

Pranzo: Insalata greca con pollo alla griglia.

Cena: Spaghetti integrali con salsa marinara casalinga e polpette di tacchino.

Consigli per la Varietà

È importante variare i pasti per evitare la monotonia e garantire un ampio apporto di diversi nutrienti. Sperimentare con diverse verdure, fonti di proteine e cereali integrali può rendere i pasti più interessanti e nutrienti.

Transizione al Prossimo Punto

Avendo fornito esempi di come incorporare alimenti antinfiammatori in un piano alimentare settimanale, il prossimo punto si concentrerà sulla preparazione dei pasti. Discuteremo come organizzare la cucina e preparare i pasti in anticipo per semplificare l'adesione a una dieta antinfiammatoria e rendere il processo più gestibile e meno dispendioso in termini di tempo.

5.3 Consigli per la Preparazione dei Pasti

Il punto 5.3 del libro si concentra sulla preparazione dei pasti, una strategia essenziale per mantenere una dieta antinfiammatoria coerente e gestibile. Questa sezione offre consigli pratici per organizzare e preparare i pasti in anticipo, facilitando l'adesione a un regime alimentare sano e bilanciato. Questi consigli saranno fondamentali per il prossimo punto, che tratterà l'adattamento della dieta a esigenze dietetiche specifiche.

Pianificazione e Organizzazione

Pianificazione Settimanale: Dedicare del tempo ogni settimana per pianificare i pasti. Questo aiuta a evitare decisioni alimentari impulsive e assicura che tutti i pasti siano bilanciati e allineati con gli obiettivi dietetici.

Lista della Spesa: Creare una lista della spesa basata sulla pianificazione dei pasti per assicurarsi di acquistare tutti gli ingredienti necessari, riducendo così le visite improvvise al supermercato.

Preparazione in Anticipo

Cucinare in Lotti: Preparare grandi quantità di piatti base, come cereali integrali, legumi o proteine, da utilizzare in diversi pasti durante la settimana.

Verdure Pronte all'uso: Lavare, tagliare e conservare le verdure appena acquistate per semplificare la preparazione dei pasti.

Salse e Condimenti: Preparare in anticipo salse e condimenti salutari per aggiungere rapidamente sapore ai pasti.

Conservazione e Congelamento

Utilizzo di Contenitori Appropriati: Investire in contenitori per alimenti di buona qualità, preferibilmente in vetro, per conservare i pasti in frigorifero o congelatore.

Porzionamento: Conservare i pasti in porzioni individuali per facilitare il controllo delle porzioni e rendere più semplice scegliere un pasto veloce e salutare.

Cottura Versatile e Creativa

Ricette Flessibili: Scegliere ricette che possono essere facilmente adattate in base agli ingredienti disponibili. Questo riduce gli sprechi e aggiunge varietà alla dieta.

Cottura Creativa: Sperimentare con spezie diverse, erbe e marinature per diversificare i sapori senza aggiungere ingredienti pro-infiammatori.

Gestione del Tempo e dell'energia

Cucinare Quando È Più Conveniente: Sfruttare i momenti della settimana in cui si ha più tempo o energia per cucinare, come il fine settimana, per preparare i pasti in anticipo.

Cottura Multi-tasking: Utilizzare pentole a pressione, slow cooker o forni per preparare più piatti contemporaneamente, risparmiando tempo ed energia.

Transizione al Prossimo Punto

Dopo aver esaminato come organizzare e preparare efficacemente i pasti, il prossimo punto del libro esplorerà come adattare la dieta antinfiammatoria a esigenze dietetiche specifiche, come allergie, intolleranze o preferenze personali. Questo approccio personalizzato assicura che la dieta antinfiammatoria sia non solo efficace, ma anche piacevole e adatta alle circostanze individuali.

5.4 Adattamenti per Esigenze Dietetiche Specifiche

Il punto 5.4 del libro tratta dell'importanza di personalizzare la dieta antinfiammatoria in base alle esigenze dietetiche specifiche di ogni individuo, siano esse dettate da condizioni di salute, allergie, intolleranze alimentari o preferenze personali. Questa personalizzazione è fondamentale per assicurare che la dieta sia non solo salutare ma anche sostenibile e piacevole, un concetto che sarà ulteriormente sviluppato nel punto 5.5, che discute il mantenimento della varietà e del gusto.

Considerazioni per Allergie e Intolleranze

Sostituzioni per Allergie: Per coloro che hanno allergie a determinati alimenti, è importante trovare sostituzioni adeguate che non compromettano il valore nutrizionale o antinfiammatorio. Ad esempio, se si è allergici ai frutti di mare, si possono cercare fonti alternative di omega-3 in semi di lino o Chia.

Gestione delle Intolleranze Alimentari: Per intolleranze come quella al lattosio o al glutine, scegliere alternative come prodotti lattiero-caseari senza lattosio o cereali senza glutine può essere cruciale.

Adattamenti per Dieta Vegetariana o Vegana

Proteine Vegetali: Per vegetariani e vegani, è importante incorporare una varietà di fonti di proteine vegetali come legumi, tofu, tempeh e seitan.

Integrazione Nutrizionale: Assicurarsi di ottenere nutrienti essenziali che possono essere meno disponibili in una dieta a base vegetale, come B12, ferro, calcio, omega-3 e vitamina D.

Considerazioni per Condizioni di Salute Specifiche

Diabete: Per chi soffre di diabete, concentrarsi su alimenti a basso indice glicemico e monitorare l'assunzione di carboidrati per gestire i livelli di zucchero nel sangue.

Malattie Cardiache: Per chi ha problemi cardiaci, limitare i grassi saturi e trans, aumentando l'assunzione di grassi sani come quelli presenti nell'olio d'oliva e nei pesci grassi.

Strategie per la Perdita di Peso

Controllo delle Porzioni: Se l'obiettivo è la perdita di peso, il controllo delle porzioni può essere un aspetto cruciale. Utilizzare piatti più piccoli e ascoltare i segnali di sazietà del corpo può aiutare.

Scelte a Basso Contenuto Calorico: Preferire alimenti a basso contenuto calorico ma ricchi di nutrienti, come verdure e frutta, per aumentare il volume dei pasti senza eccessive calorie.

Transizione al Prossimo Punto

Dopo aver esaminato come adattare una dieta antinfiammatoria a esigenze specifiche, il prossimo punto affronterà come mantenere la varietà e il gusto nel regime alimentare. Questo è essenziale per garantire che la dieta antinfiammatoria non solo sostenga la salute, ma rimanga anche un'esperienza culinaria piacevole e gratificante.

5.5 Mantenere la Varietà e il Gusto

Il punto 5.5 del libro si dedica a come mantenere la varietà e il gusto in una dieta antinfiammatoria, un aspetto fondamentale per assicurare che questo regime alimentare sia non solo salutare ma anche piacevole e gratificante. Questa sezione prepara il terreno per il prossimo capitolo, che esplorerà l'importanza di integrare altri aspetti dello stile di vita, come l'esercizio fisico e la gestione dello stress, nel supporto del sistema immunitario e nella riduzione dell'infiammazione.

Esplorare una Varietà di Alimenti

Sperimentazione: Prova nuovi alimenti e ricette regolarmente. Esplora diverse cucine etniche che offrono un'ampia varietà di piatti antinfiammatori, come la cucina mediterranea o asiatica.

Stagionalità: Scegli alimenti stagionali per assicurarti che siano al loro apice di freschezza e sapore. Gli alimenti di stagione sono spesso più nutrienti e gustosi.

Tecniche di Cottura Creative

Metodi di Cottura: Sperimenta con diverse tecniche di cottura come arrostire, grigliare, cuocere al vapore o saltare in padella per esaltare i sapori naturali degli alimenti.

Marinature e Condimenti: Usa marinature, spezie, erbe e condimenti sani per aggiungere sapore senza aggiungere calorie o sostanze pro-infiammatorie.

Uso di Spezie ed Erbe

Erbe Aromatiche: Incorpora abbondantemente erbe fresche o secche come basilico, coriandolo, rosmarino e timo per arricchire i piatti.

Spezie: Le spezie non solo aggiungono sapore ma possono anche offrire benefici antinfiammatori. Usare curcuma, zenzero, aglio, cannella e altre spezie per aggiungere profondità e complessità ai tuoi piatti.

Ricette e Pasti Equilibrati

Creatività nelle Ricette: Sperimenta con ricette che combinano diversi gruppi alimentari, come insalate ricche, zuppe nutrienti e piatti unici equilibrati.

Gustosi Sostituti: Per i dessert, scegli opzioni più sane come frutta fresca con yogurt greco o budino di Chia, che soddisfano la voglia di dolce senza zuccheri aggiunti.

Coinvolgere Tutti i Sensi

Presentazione del Piatto: La presentazione può influenzare il modo in cui percepiamo il cibo. Servire i piatti in modo attraente per rendere l'esperienza del pasto più piacevole.

Esperienza di Mangiare: Mangiare dovrebbe essere un'esperienza che coinvolge tutti i sensi, non solo il gusto. Goditi l'aspetto, l'odore e la consistenza dei cibi, oltre al loro sapore.

Transizione al Prossimo Capitolo

Mantenere la varietà e il gusto è essenziale per una dieta antinfiammatoria sostenibile e piacevole. Nel prossimo capitolo, passeremo a esplorare come altri aspetti dello stile di vita, inclusi l'esercizio fisico regolare e la gestione dello stress, siano altrettanto importanti nel supportare il sistema immunitario e ridurre l'infiammazione cronica.

Capitolo 6: Oltre La Dieta- Stile Di Vita Antinfiammatorio

6.1 Importanza dell'attività Fisica

Il punto 6.1 esplora come l'attività fisica sia un componente essenziale nel gestire e ridurre l'infiammazione cronica, arricchendo il quadro di uno stile di vita antinfiammatorio che va oltre la dieta. Questa sezione prepara il terreno per il prossimo punto, che tratterà il ruolo del sonno adeguato nel supportare il sistema immunitario e ridurre l'infiammazione.

Ruolo dell'esercizio Fisico nell'infiammazione

Riduzione dei Marcatori Infiammatori: l'esercizio fisico regolare può ridurre significativamente i marcatori infiammatori nel corpo, come la proteina C reattiva (PCR) e l'interleuchina-6.

Miglioramento del Metabolismo: l'attività fisica aiuta a migliorare il metabolismo e la sensibilità all'insulina, riducendo il rischio di condizioni che possono essere associate all'infiammazione cronica, come il diabete di tipo 2 e l'obesità.

Tipi di Esercizio Consigliati

Esercizio Aerobico: Attività come camminare, correre, nuotare o andare in bicicletta aiutano a migliorare la salute cardiovascolare e ridurre l'infiammazione.

Allenamento di Forza: l'allenamento di forza, come il sollevamento pesi o l'uso di bande di resistenza, aiuta a costruire e mantenere la massa muscolare, che è importante per regolare l'infiammazione.

Esercizi di Flessibilità ed Equilibrio: Attività come yoga o pilates possono ridurre lo stress, un altro fattore chiave nell'infiammazione cronica.

Frequenza e Intensità

Consigli Generali: Gli adulti dovrebbero mirare a circa 150 minuti di attività aerobica di intensità moderata a settimana, insieme a due giorni di attività di rafforzamento muscolare.

Personalizzazione: l'intensità e il tipo di esercizio dovrebbero essere adattati alle capacità individuali, alle condizioni di salute e ai livelli di fitness.

Benefici Psicologici dell'esercizio

Riduzione dello Stress: l'esercizio fisico è un potente riduttore dello stress, aiutando a diminuire la produzione di ormoni dello stress, che possono aggravare l'infiammazione.

Miglioramento dell'umore e del Sonno: l'attività fisica regolare può migliorare la qualità del sonno e l'umore, fornendo ulteriori benefici nella gestione dell'infiammazione.

Strategie per Mantenere la Regolarità

Incorporare l'Attività nella Routine Quotidiana: Trova modi per includere l'esercizio nella vita di tutti i giorni, come camminare durante le pause pranzo o usare le scale anziché l'ascensore.

Attività Piacevoli: Scegliere forme di esercizio che si godono aumenta la probabilità di aderire a una routine regolare.

Transizione al Prossimo Punto

Avendo stabilito l'importanza dell'esercizio fisico nella riduzione dell'infiammazione e nel miglioramento della salute generale, il prossimo punto esaminerà un altro pilastro essenziale di uno stile di vita antinfiammatorio: il sonno adeguato. Esploreremo come un sonno di qualità possa influenzare il sistema immunitario e contribuire alla gestione dell'infiammazione.

6.2 Il Ruolo del Sonno nella Gestione dell'infiammazione

Il punto 6.2 affronta l'importanza del sonno adeguato nella gestione dell'infiammazione, sottolineando come una buona igiene del sonno sia cruciale per il funzionamento ottimale del sistema immunitario. Questa sezione collega l'argomento del sonno con quello successivo, che tratterà le tecniche di gestione dello stress, un altro aspetto vitale nel controllo dell'infiammazione.

Impatto del Sonno sull'infiammazione

Regolazione Immunitaria: Durante il sonno, il corpo svolge funzioni di riparazione e rigenerazione essenziali. Un sonno insufficiente o di cattiva qualità può compromettere la capacità del sistema immunitario di regolare l'infiammazione.

Marcatori Infiammatori: La mancanza di sonno è stata collegata ad aumenti nei livelli di marcatori infiammatori, come la proteina C reattiva (PCR) e l'interleuchina-6.

Quantità e Qualità del Sonno

Durata Consigliata: Gli adulti dovrebbero mirare a 7-9 ore di sonno per notte. Meno di 6 ore regolari di sonno sono spesso associate a un aumento dell'infiammazione.

Qualità del Sonno: Non è solo la quantità, ma anche la qualità del sonno che conta. Un sonno profondo e ininterrotto è cruciale per il benessere fisico e mentale.

Migliorare l'Igiene del Sonno

Routine Serale: Stabilire una routine serale rilassante può aiutare a preparare il corpo e la mente per il sonno, ad esempio leggere un libro o fare un bagno caldo.

Ambiente di Sonno: Mantenere la camera da letto tranquilla, buia e fresca e utilizzare un materasso e cuscini confortevoli.

Limitare l'Esposizione alla Luce Blu: Ridurre l'esposizione alla luce blu da schermi di dispositivi elettronici prima di coricarsi, poiché può disturbare i ritmi circadiani e rendere più difficile addormentarsi.

Collegamento tra Dieta, Esercizio e Sonno

Dieta e Sonno: Evitare pasti pesanti, caffeina e alcol vicino all'ora di andare a letto, poiché possono disturbare il sonno.

Esercizio e Sonno: l'esercizio regolare può migliorare la qualità e la durata del sonno, ma è meglio evitare attività fisiche intense nelle ore serali.

Gestione dei Disturbi del Sonno

Identificare e Trattare i Disturbi del Sonno: Condizioni come l'insonnia o l'apnea del sonno dovrebbero essere trattate adeguatamente, consultando un medico se necessario.

Transizione al Prossimo Punto

Dopo aver esaminato l'importanza del sonno nella gestione dell'infiammazione, il prossimo punto esplorerà come la gestione efficace dello stress sia un altro aspetto fondamentale. Tecniche di riduzione dello stress non solo migliorano la qualità del sonno, ma hanno anche un impatto diretto sulla riduzione dell'infiammazione cronica.

6.3 Tecniche di Gestione dello Stress

Il punto 6.3 si concentra sulle tecniche di gestione dello stress, un aspetto vitale nel ridurre l'infiammazione cronica e migliorare la salute generale. Questa sezione illustra come lo stress influenzi l'infiammazione e fornisce strategie pratiche per gestirlo, preparando il terreno per il prossimo punto che esaminerà come evitare fattori ambientali e di stile di vita nocivi.

Impatto dello Stress sull'infiammazione

Correlazione Stress-Infiammazione: Lo stress cronico può aumentare la produzione di ormoni dello stress come il cortisolo e l'adrenalina, che possono a loro volta stimolare processi infiammatori nel corpo.

Stress e Sistema Immunitario: Livelli elevati e prolungati di stress possono indebolire il sistema immunitario, rendendo il corpo più suscettibile a infiammazioni e malattie.

Tecniche di Riduzione dello Stress

Mindfulness e Meditazione: Pratiche di mindfulness e meditazione possono ridurre lo stress e migliorare la risposta emotiva agli stimoli esterni.

Esercizi di Respirazione: Tecniche di respirazione profonda aiutano a calmare il sistema nervoso e possono essere utilizzate in momenti di stress acuto.

Yoga: Lo yoga combina movimento fisico, respirazione controllata e meditazione, rendendolo uno strumento efficace nella gestione dello stress.

Stabilire Routine Rilassanti

Routine Quotidiana: Incorporare attività rilassanti nella routine quotidiana, come leggere, fare un bagno caldo, o ascoltare musica tranquilla.

Tempo Nella Natura: Trascorrere tempo all'aperto e nella natura può ridurre significativamente lo stress e migliorare l'umore.

Gestione del Tempo e Delega

Organizzazione e Pianificazione: Utilizzare tecniche di gestione del tempo per evitare sovraccarichi e stress dovuti a impegni e scadenze.

Delega delle Responsabilità: Imparare a delegare compiti quando possibile per ridurre il carico di lavoro e lo stress.

Supporto Sociale

Comunità e Relazioni: Mantenere relazioni sociali positive e ricercare il sostegno di amici e familiari può offrire un importante sollievo dallo stress.

Counseling Professionale: In caso di stress cronico o ansia, considerare la possibilità di cercare l'aiuto di un professionista.

Transizione al Prossimo Punto

Avendo discusso l'importanza della gestione dello stress e le tecniche per raggiungerla, il prossimo punto esaminerà come evitare fattori ambientali e di stile di vita che possono contribuire all'infiammazione. Questo include la scelta di prodotti più sicuri per la casa e il lavoro, nonché l'adozione di abitudini di vita che sostengano la salute generale.

6.4 Evitare Fattori Ambientali e di Stile di Vita Nocivi

Nel punto 6.4, approfondiamo l'importanza di evitare o minimizzare l'esposizione a fattori ambientali e di stile di vita che possono contribuire all'infiammazione cronica. Questa sezione fornisce consigli su come fare scelte consapevoli che possono ridurre l'esposizione a questi fattori nocivi, preparando il terreno per il prossimo punto che discuterà la creazione di una routine quotidiana antinfiammatoria.

Identificare Fattori Ambientali Nocivi

Inquinanti e Sostanze Chimiche: Prestare attenzione a sostanze chimiche potenzialmente nocive presenti nell'ambiente, come inquinanti atmosferici, pesticidi e additivi chimici negli alimenti e nei prodotti per la casa.

Riduzione dell'esposizione: Utilizzare filtri per l'acqua, scegliere alimenti biologici quando possibile, e preferire prodotti per la casa e di igiene personale con ingredienti naturali e senza sostanze chimiche aggressive.

Impatto dello Stile di Vita

Fumo e Consumo di Alcol: Evitare il fumo e limitare il consumo di alcol, entrambi noti per il loro effetto pro-infiammatorio.

Gestione del Peso: Mantenere un peso corporeo sano è importante, poiché l'obesità può essere un fattore che contribuisce all'infiammazione.

Scelte di Vita Salutari

Attività Fisica Regolare: Come discusso nei punti precedenti, l'attività fisica è essenziale per ridurre l'infiammazione.

Dieta Equilibrata: Continuare a seguire una dieta antinfiammatoria ricca di alimenti integrali, verdure, frutta e grassi sani.

Ambiente Domestico e Lavorativo

Spazi di Vita e Lavoro Salutari: Creare ambienti domestici e lavorativi che supportino uno stile di vita sano, come spazi ben ventilati, con piante, luce naturale e zone tranquille per il relax.

Riduzione dell'esposizione a Radiazioni Elettromagnetiche: Limitare il tempo trascorso davanti a schermi e dispositivi elettronici, specialmente prima di coricarsi.

Rilassamento e Tempo Libero

Hobby e Interessi: Impegnarsi in attività rilassanti e hobby che riducono lo stress e promuovono il benessere generale.

Tempo Nella Natura: Trascorrere tempo all'aperto, in ambienti naturali, può avere un effetto positivo sulla riduzione dello stress e dell'infiammazione.

Dopo aver esplorato come evitare fattori ambientali e di stile di vita nocivi, il prossimo punto si concentrerà sulla creazione di una routine quotidiana antinfiammatoria. Questa routine includerà consigli pratici su come integrare abitudini sane nella vita di tutti i giorni, sottolineando l'importanza di un approccio olistico nella gestione dell'infiammazione.

6.5 Creazione di una Routine Quotidiana Antinfiammatoria

Il punto 6.5 del libro si concentra sulla creazione di una routine quotidiana antinfiammatoria, un approccio olistico che integra le pratiche alimentari, fisiche e mentali discusse nei capitoli precedenti. Questa sezione offre consigli pratici per incorporare abitudini quotidiane che possono aiutare a ridurre l'infiammazione, fungendo da introduzione al capitolo successivo che esplorerà l'importanza di un approccio olistico alla vita per un benessere duraturo.

Iniziare la Giornata in Modo Salutare

Colazione Nutriente: Iniziare la giornata con una colazione antinfiammatoria, come un frullato di frutti di bosco e semi di chia o avena con frutta e noci.

Esercizio Mattutino Leggero: Praticare attività fisica leggera, come yoga, stretching o una breve camminata, per stimolare la circolazione e il benessere generale.

Incorporare il Movimento Durante il Giorno

Pause Attive: Integrare brevi pause di movimento nel corso della giornata, soprattutto se si ha uno stile di vita sedentario.

Esercizi di Respirazione: Usare tecniche di respirazione per gestire momenti di stress e mantenere la calma.

Alimentazione Consapevole

Scelte Alimentari Intelligenti: Mantenere un approccio consapevole alle scelte alimentari, privilegiando alimenti antinfiammatori ed evitando quelli pro-infiammatori.

Idratazione: Bere abbondante acqua durante il giorno per favorire la digestione e l'eliminazione delle tossine.

Gestione dello Stress e Relax Serale

Tecniche di Rilassamento: Praticare tecniche di rilassamento serali, come la lettura, il bagno caldo o la meditazione, per preparare il corpo e la mente al sonno.

Limitare l'Esposizione alla Tecnologia: Ridurre l'uso di dispositivi elettronici prima di coricarsi per migliorare la qualità del sonno.

Integrazione di Pratiche Salutari

Mindfulness: Praticare la mindfulness durante il giorno per aumentare la consapevolezza e ridurre la reattività allo stress.

Attività Creative e Hobby: Dedicare tempo a hobby e attività creative che aiutano a distogliere la mente dalle preoccupazioni quotidiane e promuovere il benessere mentale.

Controllo Regolare dello Stato di Salute

Monitoraggio della Salute: Tenere sotto controllo la propria salute con controlli regolari, specialmente se si hanno condizioni preesistenti legate all'infiammazione.

Ascoltare il Proprio Corpo: Essere attenti ai segnali del proprio corpo e apportare modifiche alla routine se necessario.

Transizione al Prossimo Capitolo

Con questi elementi, si può creare una routine quotidiana che supporti attivamente la riduzione dell'infiammazione. Il prossimo capitolo del libro si concentrerà sull'adozione di un approccio olistico alla vita, esplorando come tutte queste pratiche si combinano per formare un percorso di salute sostenibile e di benessere duraturo.

Capitolo 7: Integrazione E Supplementazione

7.1 Adottare un Approccio Olistico alla Vita per la Salute e il Benessere

Il punto 7.1 del libro sottolinea l'importanza di adottare un approccio olistico alla vita per promuovere la salute e il benessere a lungo termine. Questa visione integra non solo una dieta e uno stile di vita antinfiammatori, ma anche un atteggiamento mentale ed emozionale positivo. Questa sezione prepara il lettore per il punto successivo, che esplorerà il potere di un approccio integrato che considera la mente, il corpo e lo spirito.

Comprendere l'Olistica

Definizione di Olistica: Un approccio olistico alla salute considera la persona nella sua interezza, comprendendo aspetti fisici, mentali, emozionali e spirituali.

Interconnesse tra Aspetti della Vita: Riconoscere che tutti gli aspetti della vita sono interconnessi e che la salute in un'area influisce sulle altre.

Alimentazione come Fondamento

Dieta Antinfiammatoria come Base: La dieta antinfiammatoria è fondamentale, ma è solo una parte dell'equazione. Una nutrizione adeguata supporta il benessere fisico e mentale.

Importanza dell'esercizio Fisico

Attività Fisica Regolare: l'esercizio non è solo per il corpo, ma anche per la mente. Aiuta a ridurre lo stress, migliorare l'umore e aumentare la fiducia in sé stessi.

Salute Mentale ed Emotiva

Gestione dello Stress: Tecniche di gestione dello stress come la meditazione, la mindfulness e il tempo trascorso nella natura sono cruciali.

Connessioni Sociali: Mantenere relazioni positive e un senso di comunità contribuisce al benessere emotivo e mentale.

Crescita Spirituale e Personale

Ricerca di Significato: Esplorare attività che danno senso e scopo alla vita, che possono variare da pratiche spirituali a hobby e volontariato.

Autoconsapevolezza e Riflessione: Dedicare tempo all'autoconsapevolezza e alla riflessione personale può aiutare a capire meglio se stessi e a trovare equilibrio nella vita.

Ambiente e Stile di Vita

Ambiente Salubre: Creare un ambiente domestico e lavorativo che supporti la salute e il benessere, riducendo l'esposizione a tossine e sostanze chimiche nocive.

Routine Quotidiane Salutari: Stabilire routine quotidiane che promuovono il benessere, come dormire a sufficienza, mangiare a orari regolari e dedicare tempo al relax.

Transizione al Prossimo Punto

Dopo aver compreso l'importanza di un approccio olistico alla vita, il prossimo punto esplorerà specificamente come integrare tutti questi elementi in un piano coerente e praticabile. Discuteremo come bilanciare i diversi aspetti della vita per sostenere una salute ottimale e un benessere duraturo.

7.2 Integrare un Approccio Olistico nella Vita Quotidiana

Il punto 7.2 si concentra sull'integrazione pratica di un approccio olistico alla vita nella routine quotidiana. Questa sezione fornisce consigli su come bilanciare dieta, esercizio fisico, salute mentale e attività che nutrono lo spirito, preparando il lettore per il prossimo punto che discuterà l'importanza di valutare regolarmente i progressi e adattare l'approccio in base ai risultati.

Creare Equilibrio nella Vita Quotidiana

Pianificazione Equilibrata: Organizzare la giornata in modo che includa tempo per il lavoro, il relax, l'esercizio fisico e le attività personali. Evitare di sovraccaricare il programma con impegni.

Alimentazione ed Esercizio Fisico

Pasti Regolari e Nutrienti: Mantenere un regime di pasti regolari che includano una varietà di alimenti antinfiammatori.

Routine di Esercizio Personalizzata: Scegliere forme di esercizio che si adattino alle preferenze personali e al livello di fitness, rendendo più facile mantenerle come parte della routine quotidiana.

Gestione dello Stress e Salute Mentale

Tecniche di Rilassamento Quotidiane: Praticare tecniche di rilassamento come la meditazione o la respirazione profonda ogni giorno.

Attività Ricreative: Includere attività che rilassano e rallegrano, come passare del tempo con gli amici, leggere, ascoltare musica o dedicarsi a un hobby.

Crescita Personale e Spirituale

Riflessione e Autoconsapevolezza: Dedicare tempo alla riflessione personale, che può includere scrivere un diario, meditare o partecipare a gruppi di crescita personale.

Connettività e Appartenenza: Partecipare a comunità o gruppi che condividono valori e interessi simili, che possono essere spirituali, culturali o basati su interessi comuni.

Ambiente Salutare

Ambiente di Vita e di Lavoro: Creare un ambiente domestico e lavorativo che promuova il benessere, come mantenere gli spazi ordinati, aumentare la luce naturale e ridurre il rumore.

Connessione con la Natura: Trascorrere tempo all'aperto regolarmente, che può includere giardinaggio, passeggiate nella natura o semplicemente tempo trascorso in un parco.

Valutazione e Adattamento

Monitoraggio dei Progressi: Valutare regolarmente il proprio benessere e i progressi verso gli obiettivi di salute.

Flessibilità e Adattamento: Essere disposti a adattare la routine e le abitudini in base alle esigenze in evoluzione e ai feedback del proprio corpo e mente.

Transizione al Prossimo Punto

Dopo aver esaminato come integrare un approccio olistico nella vita quotidiana, il prossimo punto del libro esplorerà l'importanza di una valutazione regolare dei progressi. Discuteremo come un monitoraggio costante e l'adattamento delle strategie possano sostenere il miglioramento continuo della salute e del benessere.

7.3 Valutazione Regolare e Adattamento del Percorso

Il punto 7.3 tratta l'importanza di una valutazione regolare e dell'adattamento del percorso antinfiammatorio. Questa sezione si focalizza su come monitorare i progressi e apportare modifiche adeguate a migliorare continuamente la salute e il benessere. Questo approccio prepara il lettore per il prossimo punto, che discuterà come mantenere la motivazione e l'impegno a lungo termine.

Monitoraggio dei Progressi

Diario di Salute: Tenere un diario per registrare l'alimentazione, l'attività fisica, i livelli di stress e di sonno, aiutando a identificare schemi o aree che necessitano di miglioramenti.

Autovalutazione Regolare: Effettuare autovalutazioni regolari del benessere fisico ed emotivo, prendendo nota di qualsiasi cambiamento nei sintomi o nel livello di energia.

Utilizzo di Feedback per Adattamenti

Feedback dal Corpo: Essere attenti ai segnali del proprio corpo, come miglioramenti o peggioramenti nei sintomi, e adattare la dieta o la routine di esercizio di conseguenza.

Feedback Emotivo e Mentale: Riconoscere e rispondere a segnali di stress, ansia o affaticamento mentale, adattando tecniche di rilassamento o cercando supporto quando necessario.

Coinvolgimento di Professionisti della Salute

Check-Up Regolari: Sottoporsi a check-up medici regolari per monitorare parametri come i livelli di colesterolo, la pressione sanguigna e i marcatori infiammatori.

Consulenza Nutrizionale: Collaborare con un dietista o nutrizionista per affinare il piano alimentare antinfiammatorio.

Adattare la Routine in Base alle Circostanze

Cambiamenti nella Vita: Essere pronti a modificare la routine in risposta a cambiamenti nella vita, come un nuovo lavoro, una condizione di salute o cambiamenti nella vita familiare.

Flessibilità nelle Pratiche: Mantenere un approccio flessibile, adattando esercizi, pratiche di rilassamento o abitudini alimentari in base alle esigenze correnti.

Apprendimento Continuo

Educazione Continua: Mantenersi informati su nuove ricerche e tendenze nel campo dell'alimentazione antinfiammatoria e della salute olistica.

Sperimentazione di Nuove Tecniche: Essere aperti a provare nuovi metodi o pratiche che possono migliorare ulteriormente la salute e il benessere.

Transizione al Prossimo Punto

Dopo aver compreso l'importanza di valutare regolarmente e adattare il proprio percorso antinfiammatorio, il prossimo punto si concentrerà sul mantenere la motivazione e l'impegno a lungo termine. Questo include strategie per rimanere focalizzati sugli obiettivi di salute e benessere, nonostante le sfide e gli ostacoli.

7.4 Mantenere la Motivazione e l'Impegno a Lungo Termine

Il punto 7.4 esplora strategie per mantenere la motivazione e l'impegno a lungo termine verso uno stile di vita antinfiammatorio. Questo è cruciale per assicurare che i cambiamenti positivi introdotti diventino una parte permanente del quotidiano. Questa sezione prepara il lettore per il punto successivo che tratterà come affrontare e superare gli ostacoli e le sfide che si possono incontrare lungo il percorso.

Stabilire Obiettivi Realistici e Misurabili

Obiettivi SMART: Stabilire obiettivi Specifici, Misurabili, Raggiungibili, Rilevanti e Temporalmente definiti.

Piccoli Passi: Suddividere gli obiettivi a lungo termine in traguardi più piccoli e gestibili per evitare di sentirsi sopraffatti.

Celebrare i Successi

Riconoscimento dei Progressi: Celebrare i piccoli successi lungo il percorso, come miglioramenti nei sintomi, aumento dell'energia o raggiungimento di traguardi nell'esercizio.

Auto-Celebrazione: Trovare modi per premiarsi che non siano legati al cibo, come un nuovo libro, un massaggio o un'attività ricreativa.

Costruire una Rete di Supporto

Coinvolgere Familiari e Amici: Condividere i propri obiettivi e piani con familiari e amici può fornire un prezioso supporto e incoraggiamento.

Gruppi di Supporto: Unirsi a gruppi di supporto o comunità online dove è possibile condividere esperienze, sfide e successi.

Mantenere la Flessibilità

Adattarsi ai Cambiamenti: Essere pronti a modificare il piano se le circostanze cambiano, mantenendo un approccio flessibile.

Imparare dall'esperienza: Utilizzare eventuali contrattempi o sfide come opportunità di apprendimento per rafforzare e migliorare l'approccio.

Mantenere la Consapevolezza e la Riflessione

Auto-Riflessione Regolare: Dedicare tempo alla riflessione personale per valutare i sentimenti e i pensieri in relazione al percorso intrapreso.

Diario di Salute e Benessere: Tenere un diario può aiutare a tenere traccia dei progressi e a riflettere sulle esperienze.

Tecniche di Visualizzazione e Affermazioni Positive

Visualizzazione: Usare la visualizzazione per immaginare il successo e i risultati desiderati può essere un potente strumento motivazionale.

Affermazioni Positive: Ripetere affermazioni positive può aiutare a mantenere una mentalità positiva e orientata agli obiettivi.

Transizione al Prossimo Punto

Dopo aver esaminato come mantenere la motivazione e l'impegno, il prossimo punto del libro tratterà le strategie per affrontare e superare gli ostacoli e le sfide che si possono incontrare lungo il percorso di un approccio olistico alla salute.

7.5 Affrontare e Superare Ostacoli e Sfide

Il punto 7.5 si concentra su come affrontare e superare gli ostacoli e le sfide che possono emergere durante il percorso verso uno stile di vita antinfiammatorio. Questa sezione fornisce strategie per affrontare le difficoltà comuni, preparando il lettore per il capitolo successivo, che introdurrà il concetto di resilienza e adattabilità nel contesto di una vita antinfiammatoria.

Riconoscimento e Accettazione degli Ostacoli

Identificazione delle Sfide: Identificare gli ostacoli, sia interni che esterni, che possono interferire con il percorso antinfiammatorio.

Accettazione: Accettare che le sfide sono parte del processo e non indicano un fallimento.

Strategie per Superare le Difficoltà

Pensiero Flessibile: Adottare un approccio mentale flessibile, pronto a modificare le strategie quando le circostanze cambiano.

Ricerca di Soluzioni Alternative: Quando una strategia non funziona, essere creativi nel trovare soluzioni alternative.

Gestione delle Recidive o dei Contrattempi

Approccio Non Punitivo: Trattare eventuali recidive o contrattempi come opportunità di apprendimento anziché fonti di autocritica.

Piano di Azione per le Recidive: Avere un piano di azione chiaro per quando si verificano contrattempi può aiutare a ritornare rapidamente in carreggiata.

Sostenere la Motivazione

Ricordare il 'Perché': Mantenere una chiara comprensione del motivo per cui si è scelto un percorso antinfiammatorio può aiutare a rimanere motivati di fronte alle sfide.

Visualizzazione dei Benefici: Concentrarsi sui benefici a lungo termine della dieta e dello stile di vita antinfiammatori per mantenere l'ispirazione.

Richiedere e Ricevere Supporto

Chiedere Aiuto: Non esitare a chiedere aiuto a professionisti della salute, amici o gruppi di supporto quando necessario.

Condivisione delle Esperienze: Condividere esperienze, sfide e successi con altri può offrire sostegno e nuove prospettive.

Promuovere la Resilienza

Costruire la Resilienza: Sviluppare la resilienza attraverso la pratica regolare di gestione dello stress, attività fisica e tecniche di rilassamento.

Apprezzare i Piccoli Successi: Celebrare i piccoli passi avanti e riconoscere la propria forza nel superare le difficoltà.

Transizione al Prossimo Punto

Dopo aver discusso le strategie per affrontare gli ostacoli e le sfide, il prossimo capitolo si concentrerà sulla costruzione della resilienza e dell'adattabilità, elementi chiave per il successo a lungo termine in un approccio olistico alla salute antinfiammatoria.

Capitolo 8: Affrontare Sfide E Ostacoli Comuni

8.1 Costruire Resilienza e Adattabilità

Il punto 8.1 del libro si dedica a costruire resilienza e adattabilità, qualità fondamentali per mantenere uno stile di vita antinfiammatorio a lungo termine. Questa sezione offre approfondimenti e strategie su come sviluppare e rafforzare queste qualità, servendo da introduzione per il prossimo punto che discuterà l'importanza dell'auto-miglioramento continuo e dell'apprendimento.

Concetti di Resilienza e Adattabilità

Definizione di Resilienza: La resilienza è la capacità di rimbalzare di fronte alle avversità, mantenendo un atteggiamento positivo e proattivo.

Importanza dell'adattabilità: l'adattabilità si riferisce alla capacità di modificare il proprio approccio e comportamento in risposta a cambiamenti e sfide.

Sviluppare la Resilienza

Mentalità Positiva: Coltivare un atteggiamento positivo di fronte alle sfide, vedendole come opportunità di crescita piuttosto che come ostacoli insormontabili.

Tecniche di Gestione dello Stress: Praticare regolarmente tecniche di gestione dello stress, come la meditazione, lo yoga e l'esercizio fisico, per migliorare la capacità di gestire efficacemente le situazioni stressanti.

Favorire l'Adattabilità

Flessibilità nel Pensiero e nel Comportamento: Essere aperti a cambiare il proprio modo di pensare e agire di fronte a nuove informazioni o situazioni.

Sperimentazione e Apprendimento: Provare nuovi approcci e strategie, accettando che il processo di apprendimento possa includere errori e revisioni.

Costruire una Rete di Supporto

Relazioni di Sostegno: Mantenere e sviluppare relazioni con familiari, amici e professionisti della salute che possono offrire sostegno e consigli.

Comunità e Gruppi: Partecipare a gruppi o comunità che condividono interessi simili o stili di vita, per scambiare idee ed esperienze.

Gestione delle Emozioni

Riconoscimento delle Emozioni: Imparare a riconoscere e accettare le proprie emozioni, anziché evitarle o reprimerle.

Tecniche di Elaborazione Emotiva: Utilizzare tecniche come la scrittura, l'arte o la terapia per elaborare e comprendere le emozioni.

Incrementare la Conoscenza e le Competenze

Formazione Continua: Impegnarsi nell'apprendimento continuo riguardo alla salute, alla dieta e al benessere generale.

Sviluppo Personale: Partecipare a seminari, workshop o leggere libri che contribuiscano alla crescita personale e all'espansione delle proprie competenze.

Transizione al Prossimo Punto

Dopo aver esplorato come costruire resilienza e adattabilità, il prossimo punto affronterà l'importanza dell'auto-miglioramento continuo e dell'apprendimento. Discuteremo come l'impegno costante nell'auto-sviluppo possa arricchire e rafforzare ulteriormente il percorso antinfiammatorio.

8.2 Auto-miglioramento Continuo e Apprendimento

Il punto 8.2 del libro si concentra sull'auto-miglioramento continuo e sull'apprendimento come elementi chiave per mantenere e migliorare uno stile di vita antinfiammatorio nel tempo. Questa sezione enfatizza l'importanza dell'apprendimento continuo e dell'evoluzione personale, fungendo da base per il successivo punto che tratterà l'adattamento della dieta e dello stile di vita antinfiammatorio alle diverse fasi della vita.

Significato dell'auto-miglioramento Continuo

Crescita Personale: Riconoscere che il viaggio verso la salute e il benessere è un processo continuo che richiede impegno e dedizione.

Mentalità di Crescita: Sviluppare una mentalità di crescita, essere aperti a nuove idee e disposti a modificare le abitudini quando necessario.

Strategie per l'Apprendimento Continuo

Educazione Formale e Informale: Partecipare a corsi, seminari, workshop o conferenze che si concentrano sulla salute, nutrizione, gestione dello stress e benessere generale.

Lettura e Ricerca: Mantenersi aggiornati con l'ultima letteratura su dieta antinfiammatoria, esercizio fisico, salute mentale e benessere olistico.

Sperimentazione e Adattamento

Prova ed Errori: Essere disposti a sperimentare con diverse tecniche, alimenti e attività per scoprire cosa funziona meglio per la propria salute e il benessere.

Adattamento alle Risposte del Corpo: Ascoltare attentamente il proprio corpo e apportare modifiche basate su come si reagisce a diversi cibi, esercizi e pratiche di gestione dello stress.

Riflessione e Autoconsapevolezza

Diario Personale: Tenere un diario personale per riflettere su esperienze, sentimenti e progressi.

Meditazione e Mindfulness: Praticare la meditazione e la mindfulness per sviluppare maggiore consapevolezza di sé e comprendere meglio le proprie esigenze e reazioni.

Creazione di Comunità e Condivisione di Conoscenze

Partecipazione a Comunità: Coinvolgersi in comunità online o locali che condividono interessi simili per scambiare conoscenze, esperienze e supporto.

Mentorship e Coaching: Considerare la possibilità di lavorare con un coach o un mentore per ricevere guida e supporto personalizzati.

Transizione al Prossimo Punto

Dopo aver discusso l'importanza dell'auto-miglioramento e dell'apprendimento continuo, il prossimo punto esplorerà come adattare la dieta e lo stile di vita antinfiammatorio alle diverse fasi della vita. Questo include l'adattamento a cambiamenti come l'invecchiamento, cambiamenti ormonali, livelli di attività e altre circostanze della vita.

Il punto 8.3 del libro si concentra sull'adattamento della dieta e dello stile di vita antinfiammatorio alle diverse fasi della vita. Questa sezione esplora come le esigenze del corpo cambiano con l'età, i cambiamenti ormonali, il livello di attività e altre circostanze della vita, preparando il terreno per il prossimo punto che tratterà l'importanza di integrare e bilanciare gli aspetti nutrizionali, fisici e mentali dello stile di vita antinfiammatorio.

Comprensione delle Diverse Fasi della Vita

Variazioni Fisiologiche: Riconoscere che il corpo subisce cambiamenti naturali nel corso della vita, che possono influenzare le esigenze nutrizionali e di esercizio.

Adattamento alle Esigenze in Evoluzione: Essere pronti a modificare dieta e routine di esercizio in risposta a questi cambiamenti.

Dieta e Stile di Vita in Età Diverse

Giovani Adulti: Concentrarsi su una dieta equilibrata ricca di nutrienti per supportare un'attiva crescita e sviluppo.

Età Adulta: Mantenere un bilancio di macronutrienti, monitorare l'apporto calorico e integrare l'esercizio regolare per gestire il peso e prevenire malattie croniche.

Anziani: Aumentare l'assunzione di calcio e vitamina D per supportare la salute delle ossa, e adattare l'esercizio per mantenere la forza muscolare e l'equilibrio.

Cambiamenti Ormonali e Salute Riproduttiva

Gravidanza e Allattamento: Aumentare l'assunzione di determinati nutrienti come acido folico, ferro e calcio.

Menopausa e Andropausa: Adattare la dieta per affrontare i cambiamenti ormonali, concentrarsi su alimenti ricchi di fitoestrogeni e gestire le variazioni del metabolismo.

Adattamento a Cambiamenti di Stile di Vita

Cambiamenti nella Routine Lavorativa: Modificare la dieta e la routine di esercizio in risposta a cambiamenti nella routine lavorativa, come passare da un lavoro fisicamente attivo a uno sedentario.

Periodi di Stress o Malattia: Aumentare l'assunzione di alimenti ricchi di nutrienti e potenzialmente integrare con vitamine e minerali durante periodi di stress o malattia.

Monitoraggio e Valutazione Regolare

Controlli Medici Regolari: Sottoporsi a esami medici regolari per monitorare la salute e ricevere consigli personalizzati sulla dieta e l'esercizio fisico.

Autovalutazione: Essere attenti ai segnali del proprio corpo e apportare aggiustamenti quando si percepiscono cambiamenti nella salute o nel benessere.

Transizione al Prossimo Punto

Dopo aver esplorato come adattare la dieta e lo stile di vita antinfiammatorio alle diverse fasi della vita, il prossimo punto del libro si concentrerà sull'integrazione e il bilanciamento degli aspetti nutrizionali, fisici e mentali per un approccio olistico e sostenibile allo stile di vita antinfiammatorio.

8.4 Integrazione e Bilanciamento degli Aspetti Nutrizionali, Fisici e Mentali

Il punto 8.4 del libro si dedica all'integrazione e al bilanciamento degli aspetti nutrizionali, fisici e mentali nello stile di vita antinfiammatorio. Questo approccio olistico è essenziale per massimizzare i benefici per la salute generale e il benessere. Questa sezione prepara il lettore per il prossimo punto che discuterà l'importanza della coerenza e della routine quotidiana nell'adozione di uno stile di vita antinfiammatorio.

L'Importanza dell'approccio Olistico

Interconnessi tra Corpo, Mente e Spirito: Riconoscere che la salute fisica, mentale e spirituale sono profondamente interconnesse e che il benessere in una area influisce sugli altri.

Approccio Integrato: Adottare un approccio che consideri simultaneamente l'alimentazione, l'attività fisica e la salute mentale.

Nutrizione Olistica

Dieta Equilibrata: Assicurarsi che la dieta includa una varietà di alimenti antinfiammatori, bilanciando macro e micronutrienti.

Ascoltare il Proprio Corpo: Essere attenti ai segnali del proprio corpo e regolare l'apporto alimentare in base alle esigenze personali.

Attività Fisica Bilanciata

Esercizio Regolare: Integrare forme diverse di esercizio fisico, da attività aerobiche a esercizi di forza e flessibilità, per un approccio equilibrato.

Ascolto del Corpo: Modificare l'intensità e il tipo di esercizio in base alle condizioni fisiche e ai livelli di energia.

Salute Mentale ed Emotiva

Gestione dello Stress: Incorporare pratiche regolari di gestione dello stress come la meditazione, lo yoga e la respirazione profonda.

Tempo per il Relax e il Riposo: Assicurarsi di avere tempo per il relax e il riposo, permettendo al corpo e alla mente di recuperare.

Crescita Personale e Spirituale

Riflessione Personale: Dedicare tempo alla riflessione personale per favorire la crescita interiore e la comprensione di sé.

Attività che Arricchiscono lo Spirito: Partecipare a attività che nutrono lo spirito, come la volontariato, l'arte o il contatto con la natura.

Bilanciamento nella Vita Quotidiana

Equilibrio tra Lavoro e Vita Privata: Mantenere un sano equilibrio tra lavoro e tempo libero per evitare burnout e stress eccessivo.

Routine Quotidiane Salutari: Stabilire routine quotidiane che supportino tutti gli aspetti della salute e del benessere.

Transizione al Prossimo Punto

Dopo aver esplorato l'integrazione e il bilanciamento di nutrizione, esercizio fisico e salute mentale, il prossimo punto del libro discuterà l'importanza di mantenere la coerenza e stabilire una routine quotidiana efficace nell'adozione di uno stile di vita antinfiammatorio sostenibile.

8.5 Mantenere la Coerenza e Stabilire una Routine Quotidiana

Il punto 8.5 affronta l'importanza di mantenere la coerenza e stabilire una routine quotidiana nell'adottare uno stile di vita antinfiammatorio. Questo è essenziale per assicurare che i cambiamenti siano sostenibili e portino a benefici a lungo termine. Questa sezione prepara il lettore per il capitolo finale che tratterà la visione a lungo termine e l'adattamento continuo di uno stile di vita antinfiammatorio.

Creazione di Abitudini Sostenibili

Routine Giornaliere: Sviluppare routine quotidiane che includano alimentazione antinfiammatoria, esercizio fisico e gestione dello stress.

Piccoli Cambiamenti Progressivi: Iniziare con piccoli cambiamenti e costruire gradualmente su di essi, rendendo più facile l'adesione a lungo termine.

Consistenza nell'alimentazione

Pianificazione dei Pasti: Pianificare i pasti in anticipo per evitare decisioni alimentari impulsive che possono allontanarsi da una dieta antinfiammatoria.

Preparazione dei Pasti: Dedicare del tempo alla preparazione dei pasti può aiutare a mantenere una dieta sana e bilanciata.

Routine di Esercizio Regolari

Pianificazione dell'esercizio: Stabilire un programma di esercizio regolare, tenendo conto del tempo, della tipologia e dell'intensità dell'attività fisica.

Attività Fisica Integrata nella Vita Quotidiana: Trovare modi per integrare più movimento nella vita di tutti i giorni, come camminare di più o usare le scale.

Gestione Quotidiana dello Stress

Pratiche di Rilassamento: Incorporare pratiche di rilassamento come la meditazione, la respirazione profonda o lo yoga nella routine quotidiana.

Momenti di Pause: Prendere brevi pause durante il giorno per ridurre lo stress e ricaricare le energie.

Monitoraggio e Autovalutazione

Diario di Salute e Benessere: Tenere un diario per monitorare alimentazione, esercizio fisico e livelli di stress, aiutando a identificare aree che necessitano di miglioramenti.

Riflessione e Valutazione Regolare: Dedicare tempo per riflettere sui progressi e valutare ciò che funziona bene e ciò che potrebbe essere migliorato.

Sostenere la Motivazione

Obiettivi a Breve e Lungo Termine: Stabilire obiettivi chiari e raggiungibili per mantenere la motivazione.

Celebrare i Successi: Riconoscere e celebrare i traguardi raggiunti per mantenere l'entusiasmo e la motivazione.

Avendo stabilito l'importanza di mantenere la coerenza e una routine quotidiana, il prossimo capitolo del libro esplorerà la visione a lungo termine di uno stile di vita antinfiammatorio. Discuteremo come continuare a adattarsi e evolversi, mantenendo lo stile di vita in linea con i cambiamenti della vita e le esigenze personali.

Capitolo 9: Storie Di Successo E Studi Di Caso

9.1 Visione a Lungo Termine per uno Stile di Vita Antinfiammatorio

Il punto 9.1 del libro esplora la visione a lungo termine di uno stile di vita antinfiammatorio. Questo capitolo sottolinea l'importanza di guardare oltre i cambiamenti a breve termine, concentrando l'attenzione su come un approccio antinfiammatorio possa evolvere e adattarsi nel corso della vita. Questa sezione prepara il lettore per il prossimo punto, che discuterà come affrontare gli inevitabili cambiamenti di vita e mantenere un approccio antinfiammatorio flessibile.

Comprendere la Natura Evolutiva dello Stile di Vita Antinfiammatorio

Adattamento Continuo: Riconoscere che lo stile di vita antinfiammatorio può richiedere aggiustamenti man mano che cambiano le esigenze personali, le condizioni di salute e le fasi della vita.

Imparare dall'esperienza: Utilizzare le esperienze passate come opportunità di apprendimento per affinare e migliorare l'approccio nel tempo.

Sostenibilità a Lungo Termine

Scelte di Vita Durature: Concentrarsi su scelte di stile di vita che sono sostenibili a lungo termine piuttosto che su soluzioni rapide.

Equilibrio e Moderazione: Trovare un equilibrio tra la rigida aderenza alla dieta e la flessibilità per godersi la vita, mantenendo la salute e il benessere.

Incorporare Nuove Ricerche e Informazioni

Aggiornamento Continuo: Mantenersi informati sulle ultime ricerche nel campo della nutrizione e della salute per integrare nuove informazioni e approcci nel proprio stile di vita.

Formazione Continua: Partecipare a corsi, seminari e workshop per ampliare la comprensione e le competenze relative alla salute e al benessere.

Pianificazione a Lungo Termine

Piani di Salute Personalizzati: Sviluppare piani di salute che tengano conto degli obiettivi a lungo termine, come la prevenzione di malattie specifiche o il mantenimento della mobilità e dell'energia.

Collaborazione con Professionisti della Salute: Lavorare con medici, nutrizionisti e altri esperti di salute per monitorare la salute e adattare il piano di vita antinfiammatorio.

Mantenere la Flessibilità e la Resilienza

Prontezza ai Cambiamenti: Essere pronti a adattarsi ai cambiamenti della vita, sia previsti che imprevisti, mantenendo una mentalità flessibile.

Resilienza di Fronte alle Sfide: Coltivare la resilienza per affrontare le sfide e gli ostacoli che si presentano lungo il percorso.

Transizione al Prossimo Punto

Avendo delineato l'importanza di una visione a lungo termine per uno stile di vita antinfiammatorio, il prossimo punto del libro si concentrerà su come affrontare i cambiamenti della vita, siano essi legati all'età, al lavoro, alla famiglia o ad altre circostanze, e come mantenere uno stile di vita antinfiammatorio flessibile ed efficace attraverso questi cambiamenti.

9.2 Affrontare i Cambiamenti della Vita con un Approccio Antinfiammatorio Flessibile

Il punto 9.2 del libro si concentra su come affrontare i cambiamenti della vita mantenendo un approccio antinfiammatorio flessibile ed efficace. Questo capitolo fornisce strategie per adattare lo stile di vita antinfiammatorio a diverse situazioni e fasi della vita, preparando il lettore per il prossimo punto che esplorerà come integrare consapevolmente queste pratiche in un percorso di vita armonioso e bilanciato.

Adattamento a Cambiamenti Significativi

Fasi di Transizione: Sia che si tratti di un cambio di lavoro, di una nuova fase familiare, o di un trasloco, riconoscere che queste transizioni possono richiedere aggiustamenti nello stile di vita antinfiammatorio.

Flessibilità nel Pianificare Pasti ed Esercizi: Modificare la pianificazione dei pasti e l'attività fisica per adattarsi a nuovi orari e routine.

Gestione del Cambiamento nelle Abitudini Alimentari

Alimentazione in Situazioni Diverse: Adattare le scelte alimentari in situazioni come viaggi, vacanze o eventi sociali per mantenere l'approccio antinfiammatorio pur godendo di nuove esperienze.

Opzioni di Cibo Flessibili: Esplorare diverse opzioni culinarie che si adattano allo stile di vita antinfiammatorio, anche quando si mangia fuori o si viaggia.

Affrontare Cambiamenti nella Salute Fisica

Adattare l'Esercizio Fisico: Modificare il regime di esercizio in risposta a cambiamenti nella salute fisica, come infortuni o condizioni mediche emergenti.

Dialogo con Professionisti della Salute: Consultare regolarmente professionisti della salute per adattare la dieta e l'esercizio fisico alle esigenze di salute in evoluzione.

Risposta Emotiva ai Cambiamenti

Supporto Emotivo: Cercare supporto emotivo durante i periodi di cambiamento significativo per mantenere l'equilibrio mentale e lo stress sotto controllo.

Tecniche di Gestione dello Stress: Continuare a utilizzare tecniche di gestione dello stress come la meditazione, lo yoga e la respirazione consapevole durante i periodi di cambiamento.

Mantenere la Consapevolezza e l'Equilibrio

Auto-Riflessione: Dedicare tempo regolare all'auto-riflessione per valutare come i cambiamenti stanno influenzando il benessere generale.

Bilanciamento di Vari Aspetti della Vita: Lavorare per mantenere un equilibrio tra lavoro, vita familiare, tempo libero e cura personale.

Transizione al Prossimo Punto

Dopo aver esaminato come affrontare i cambiamenti della vita mantenendo un approccio antinfiammatorio flessibile, il prossimo punto esplorerà come integrare consapevolmente queste pratiche in un percorso di vita armonioso e bilanciato, enfatizzando l'importanza di un approccio olistico e di lunga durata al benessere.

9.3 Integrare Consapevolmente Pratiche Antinfiammatorie in un Percorso di Vita Armonioso

Il punto 9.3 esplora come integrare consapevolmente le pratiche antinfiammatorie in un percorso di vita armonioso e bilanciato. Questa sezione enfatizza l'importanza di un approccio olistico che equilibra dieta, esercizio fisico, salute mentale e benessere emotivo, e prepara il terreno per il prossimo punto che discuterà come mantenere questo stile di vita nel contesto di relazioni e interazioni sociali.

Creazione di un Equilibrio Olistico

Olistica nel Benessere: Comprendere che la salute non è solo l'assenza di malattia, ma un equilibrio armonioso tra benessere fisico, mentale, emotivo e sociale.

Approccio Integrato: Adottare un approccio integrato che include nutrizione antinfiammatoria, attività fisica regolare, gestione dello stress e tempo per attività che arricchiscono lo spirito.

Alimentazione Consapevole

Alimentazione Intenzionale: Scegliere alimenti non solo per i loro benefici antinfiammatori, ma anche per il piacere e la soddisfazione che apportano.

Ascolto del Corpo: Essere attenti ai segnali del proprio corpo e scegliere alimenti che supportano il benessere individuale.

Esercizio Fisico Equilibrato

Varietà nell'esercizio: Variare le routine di esercizio per includere attività aerobiche, di forza, flessibilità e rilassamento.

Ascolto e Rispetto dei Limiti Fisici: Riconoscere e rispettare i limiti del proprio corpo, evitando sovraccarichi e infortuni.

Gestione dello Stress e Salute Mentale

Pratiche di Rilassamento Quotidiane: Integrare pratiche quotidiane come la meditazione, la respirazione consapevole e il tempo trascorso nella natura.

Momenti di Tranquillità: Dedicare tempo a momenti di tranquillità e solitudine per favorire il riposo mentale e il rinnovamento.

Crescita Spirituale e Personale

Riflessione e Crescita Personale: Dedicare tempo alla riflessione personale, al volontariato, o a hobby che nutrono lo spirito e il senso di appagamento.

Connessioni Profonde: Coltivare relazioni profonde e significative che supportano il benessere emotivo e spirituale.

Adattamento ai Ritmi della Vita

Flessibilità e Adattabilità: Essere flessibili e adattabili alle diverse fasi e sfide della vita, mantenendo un equilibrio tra vari aspetti della vita.

Coerenza e Persistenza: Mantenere una costanza nelle pratiche antinfiammatorie, pur adattandole alle esigenze che cambiano nel tempo.

Transizione al Prossimo Punto

Dopo aver considerato come integrare consapevolmente le pratiche antinfiammatorie in un equilibrio di vita armonioso, il prossimo punto esaminerà come mantenere questo stile di vita nel contesto delle relazioni sociali e delle interazioni con gli altri, sottolineando l'importanza di una comunità di sostegno e di relazioni salutari.

9.4 Mantenere uno Stile di Vita Antinfiammatorio nelle Relazioni Sociali

Il punto 9.4 esplora come mantenere uno stile di vita antinfiammatorio nel contesto delle relazioni sociali, evidenziando l'importanza di costruire e sostenere una rete sociale che supporti e arricchisca questo percorso. Questo capitolo prepara il lettore per il prossimo punto, che discuterà il ruolo della comunità e del sostegno sociale nella promozione e nel mantenimento di uno stile di vita antinfiammatorio.

Importanza delle Relazioni Sociali

Supporto e Comprensione: Avere una rete di supporto che comprenda e rispetti la scelta di uno stile di vita antinfiammatorio.

Comunicazione Efficace: Imparare a comunicare in modo efficace le proprie scelte e bisogni relativi allo stile di vita antinfiammatorio con amici e familiari.

Gestione delle Situazioni Sociali

Ristoranti e Incontri Sociali: Sviluppare strategie per fare scelte alimentari sane quando si mangia fuori o si partecipa a eventi sociali.

Flessibilità e Bilanciamento: Trovare un equilibrio tra il mantenimento della dieta e il godimento delle interazioni sociali, senza sentirsi isolati o limitati.

Incoraggiamento e Modello di Ruolo

Essere un Modello di Ruolo Positivo: Agire da modello positivo per gli altri, mostrando come uno stile di vita antinfiammatorio possa essere sia salutare che godibile.

Incoraggiamento Reciproco: Creare un ambiente dove amici e familiari si incoraggiano a vicenda nel perseguire scelte di vita salutari.

Costruzione di Comunità Supportive

Gruppi e Comunità: Unirsi o creare gruppi e comunità, sia online che offline, che condividono l'interesse per uno stile di vita antinfiammatorio.

Partecipazione ad Eventi: Partecipare a eventi, seminari e workshop correlati allo stile di vita antinfiammatorio per connettersi con persone con interessi simili.

Gestione dei Conflitti e delle Differenze

Rispetto delle Differenze: Rispettare le scelte di vita altrui e aspettarsi lo stesso rispetto in cambio.

Navigare nei Disaccordi: Imparare a gestire in modo costruttivo disaccordi o incomprensioni relative alle scelte di stile di vita.

Influenza Positiva e Ispirazione

Condividere Esperienze e Conoscenze: Condividere le proprie esperienze e conoscenze sullo stile di vita antinfiammatorio, ispirando gli altri a considerare scelte di vita più salutari.

Ascolto ed Empatia: Essere ascoltatori attenti e mostrare empatia nelle interazioni, creando un ambiente di sostegno reciproco.

Transizione al Prossimo Punto

Dopo aver esaminato l'importanza delle relazioni sociali nello stile di vita antinfiammatorio, il prossimo punto del libro si concentrerà sul ruolo della comunità e del sostegno sociale. Discuteremo come la comunità possa giocare un ruolo fondamentale nel supportare, motivare e arricchire il viaggio verso un benessere antinfiammatorio.

9.5 Il Ruolo della Comunità e del Sostegno Sociale

Il punto 9.5 del libro si concentra sul ruolo cruciale della comunità e del sostegno sociale nel promuovere e mantenere uno stile di vita antinfiammatorio. Questa sezione esamina come la rete sociale possa fornire sostegno, ispirazione e risorse per chi segue un percorso antinfiammatorio. Questo capitolo prepara il lettore per il capitolo finale, che enfatizzerà l'importanza di un approccio a tutto tondo e fornirà una conclusione generale per il libro.

Importanza del Sostegno Sociale

Sostegno Emotivo e Pratico: Comprendere come la presenza di una rete di sostegno possa fornire un aiuto emotivo e pratico, cruciale nel mantenere uno stile di vita sano.

Condivisione di Esperienze: La condivisione delle esperienze con altri può offrire consigli preziosi, strategie di coping e una sensazione di non essere soli nel percorso.

Creare o Trovare Comunità di Supporto

Gruppi Locali e Online: Partecipare o formare gruppi di supporto locali o online dove si possono condividere idee, ricette, successi e sfide.

Workshop e Seminari: Partecipare a eventi educativi e workshop può essere un modo eccellente per apprendere e connettersi con altri che condividono obiettivi simili.

Ruolo delle Relazioni Familiari e di Amicizia

Coinvolgere Familiari e Amici: Informare familiari e amici sul proprio stile di vita e perché è importante, cercando il loro sostegno e comprensione.

Attività Sociali Condivise: Organizzare o partecipare a attività sociali che siano in linea con lo stile di vita antinfiammatorio, come gruppi di cucina o club di camminata.

Sostegno Professionale

Consulenza da Esperti: Cercare il supporto di professionisti della salute, come nutrizionisti, terapisti o coach di salute, che possono offrire consigli specifici e sostegno personalizzato.

Reti Professionali per la Salute: Utilizzare le reti professionali per restare informati su nuove ricerche e tendenze nella salute antinfiammatoria.

Benefici della Comunità

Motivazione e Ispirazione: Ricevere motivazione e ispirazione dagli altri può aiutare a rimanere concentrati e impegnati nel proprio percorso.

Apprendimento Attraverso la Condivisione: Imparare dagli altri attraverso la condivisione di storie di successo, consigli pratici e soluzioni a sfide comuni.

Concludendo la discussione sul ruolo della comunità e del sostegno sociale, il prossimo capitolo riepilogherà le principali tematiche del libro, enfatizzando l'importanza di un approccio a tutto tondo allo stile di vita antinfiammatorio e fornendo una conclusione generale e una riflessione sul percorso intrapreso.

Capitolo 10: Conclusione E Prossimi Passi

10.1 Conclusioni e Riflessioni sul Percorso Antinfiammatorio

Il punto 10.1 del libro offre una riflessione complessiva sul percorso verso uno stile di vita antinfiammatorio, riassumendo i concetti chiave e i punti salienti trattati nei capitoli precedenti. Questa conclusione fornisce una panoramica generale e una riflessione sul viaggio intrapreso, preparando il lettore per il prossimo punto che fornirà consigli finali e suggerimenti per mantenere l'impegno e la motivazione nel tempo.

Riepilogo dei Principi Fondamentali

Importanza della Dieta Antinfiammatoria: Riepilogare come una dieta ricca di alimenti antinfiammatori possa influenzare positivamente la salute e ridurre il rischio di malattie croniche.

Ruolo dell'esercizio Fisico e della Gestione dello Stress: Sottolineare l'importanza dell'attività fisica regolare e delle tecniche di gestione dello stress per il benessere generale.

Lezioni Apprese e Crescita Personale

Sviluppo della Consapevolezza e della Resilienza: Riflettere su come il percorso antinfiammatorio abbia potuto accrescere la consapevolezza personale, la resilienza e l'adattabilità.

Apprendimenti Chiave: Rivedere gli apprendimenti chiave dal viaggio, inclusi l'auto-miglioramento, l'adattabilità e l'importanza del sostegno sociale.

Riflessione sull'approccio Olistico

Bilanciamento tra Corpo, Mente e Spirito: Riflettere su come l'approccio olistico abbia influenzato positivamente non solo la salute fisica, ma anche la salute mentale ed emotiva.

Integrazione nella Vita Quotidiana: Discutere come l'integrazione di pratiche antinfiammatorie nella vita quotidiana possa portare a un benessere più completo e duraturo.

Sfide e Ostacoli Superati

Riconoscimento delle Sfide: Riconoscere gli ostacoli affrontati lungo il percorso e come sono stati superati.

Crescita attraverso le Sfide: Comprendere come il superamento di queste sfide abbia contribuito alla crescita personale e alla maturazione dell'approccio antinfiammatorio.

Visione Futura e Mantenimento

Guardare al Futuro: Prospettare come continuare a mantenere e adattare lo stile di vita antinfiammatorio di fronte a cambiamenti futuri nella vita.

Mantenimento a Lungo Termine: Sottolineare l'importanza di continuare l'auto-miglioramento e il mantenimento delle pratiche antinfiammatorie.

Concludendo questo capitolo di riflessione e riepilogo, il prossimo punto fornirà consigli finali e strategie per sostenere l'impegno e la motivazione nel mantenere uno stile di vita antinfiammatorio a lungo termine, assicurando che i benefici raggiunti possano essere preservati e ampliati nel tempo.

10.2 Consigli Finali per il Mantenimento a Lungo Termine

Il punto 10.2 del libro fornisce consigli finali e strategie per sostenere l'impegno e la motivazione nel mantenimento a lungo termine di uno stile di vita antinfiammatorio. Questo capitolo mira a equipaggiare il lettore con strumenti pratici e suggerimenti per garantire che le abitudini salutari sviluppate possano continuare a prosperare. Questa sezione prepara il terreno per il prossimo punto che esplorerà il tema dell'evoluzione continua e della personalizzazione dello stile di vita antinfiammatorio.

Rafforzamento dell'impegno

Ricordare il 'Perché': Mantenere sempre presente il motivo personale che ha spinto a adottare uno stile di vita antinfiammatorio, che può servire da potente motivatore.

Riconoscimento dei Benefici: Continuare a riconoscere e celebrare i benefici che questo stile di vita apporta alla salute e al benessere generale.

Strategie per la Sostenibilità

Pianificazione e Organizzazione: Continuare a pianificare i pasti e gli esercizi in anticipo per evitare decisioni impulsive e mantenere la coerenza.

Flessibilità e Adattabilità: Essere pronti a adattare la dieta e la routine di esercizio in risposta a cambiamenti nella vita personale e professionale.

Costruzione di una Comunità di Supporto

Condivisione e Connessione: Mantenere e rafforzare le relazioni con persone che sostengono o condividono uno stile di vita antinfiammatorio.

Partecipazione a Gruppi e Forum: Rimane importante la partecipazione attiva a gruppi e forum correlati per condividere esperienze e ricevere sostegno.

Autovalutazione e Monitoraggio

Valutazioni Regolari: Effettuare autovalutazioni regolari per monitorare la salute fisica e mentale e apportare eventuali aggiustamenti necessari.

Uso di Diari e App: Utilizzare diari, app o altri strumenti per monitorare la dieta, l'esercizio e i livelli di stress.

Apprendimento Continuo

Aggiornamento e Educazione: Mantenersi informati sulle ultime ricerche e tendenze nel campo della salute antinfiammatoria e del benessere.

Esplorazione di Nuove Pratiche: Sperimentare nuove tecniche di gestione dello stress, nuovi alimenti o forme di esercizio per tenere viva l'esperienza.

Mantenere l'Equilibrio nella Vita Quotidiana

Bilanciamento Lavoro-Vita: Continuare a lavorare per un equilibrio tra lavoro, tempo libero, famiglia e cura personale.

Tempo per il Riposo e il Relax: Assicurarsi di avere abbastanza tempo per il riposo e attività che rilassano e arricchiscono la mente e lo spirito.

Transizione al Prossimo Punto

Con questi consigli finali per il mantenimento a lungo termine, il prossimo punto esplorerà il concetto di evoluzione continua e personalizzazione dello stile di vita antinfiammatorio. Discuteremo come il viaggio verso il benessere sia un processo in continua evoluzione, richiedendo adattamenti personalizzati per soddisfare le esigenze individuali che cambiano nel tempo.

10.3 Evoluzione Continua e Personalizzazione dello Stile di Vita Antinfiammatorio

Il punto 10.3 affronta l'importanza dell'evoluzione continua e della personalizzazione nello stile di vita antinfiammatorio. Questo capitolo sottolinea come, nel corso del tempo, le esigenze individuali cambiano e come sia essenziale adattare e raffinare l'approccio per rimanere in linea con queste variazioni. Il lettore viene preparato per il prossimo punto che discuterà il ruolo dell'innovazione e della sperimentazione nell'adottare uno stile di vita antinfiammatorio.

Adattabilità ai Cambiamenti della Vita

Rispondere ai Cambiamenti Fisici: Adattare la dieta e l'esercizio fisico in risposta a cambiamenti come invecchiamento, gravidanza, o cambiamenti ormonali.

Ascoltare il Proprio Corpo: Essere sintonizzati con il proprio corpo, riconoscendo e rispondendo ai suoi segnali per ottimizzare la salute e il benessere.

Personalizzazione dell'approccio

Dieta Personalizzata: Personalizzare la dieta in base alle preferenze individuali, tolleranze alimentari, e obiettivi di salute specifici.

Esercizio su Misura: Scegliere forme di esercizio che si adattino al livello di fitness, interessi e stile di vita personale.

Crescita e Sviluppo Personali

Autoconsapevolezza: Continuare a sviluppare la consapevolezza di sé attraverso la riflessione e l'autovalutazione, comprendendo meglio le proprie esigenze e preferenze.

Apprendimento Continuo: Mantenere un atteggiamento di apprendimento continuo, esplorando nuove ricerche e approcci nel campo della salute antinfiammatoria.

Adattamento alla Vita Moderna

Innovazione e Tecnologia: Sfruttare la tecnologia e l'innovazione per supportare lo stile di vita antinfiammatorio, come app per il monitoraggio della salute o ricette online.

Equilibrio con la Vita Moderna: Trovare un equilibrio tra il mantenimento delle pratiche antinfiammatorie e le esigenze della vita moderna e frenetica.

Condivisione e Comunicazione

Condivisione delle Esperienze: Condividere le proprie esperienze e ciò che si è appreso con altri, contribuendo alla comunità e apprendendo dagli altri.

Comunicazione Aperta con i Professionisti della Salute: Dialogare regolarmente con i professionisti della salute per ottenere consigli e adattare il piano di salute in base ai feedback.

Transizione al Prossimo Punto

Concludendo la discussione sull'evoluzione e la personalizzazione dello stile di vita antinfiammatorio, il prossimo punto esplorerà l'importanza dell'innovazione e della sperimentazione. Questo includerà l'esplorazione di nuovi cibi, pratiche di esercizio e tecniche di gestione dello stress, oltre a rimanere aperti a nuove ricerche e approcci emergenti nel campo della salute antinfiammatoria.

10.4 Innovazione e Sperimentazione nel Percorso Antinfiammatorio

Il punto 10.4 del libro si dedica all'importanza dell'innovazione e della sperimentazione nel mantenimento di uno stile di vita antinfiammatorio. Questo capitolo incoraggia il lettore a rimanere aperto e creativo nell'esplorare nuovi cibi, pratiche di esercizio, e tecniche di gestione dello stress, preparandolo per il punto successivo che fornirà una riflessione finale e consigli per continuare il viaggio nel benessere.

Esplorazione di Nuovi Alimenti e Ricette

Sperimentazione Culinaria: Incoraggiare l'esplorazione di nuovi alimenti e ricette che si allineano con una dieta antinfiammatoria.

Creatività in Cucina: Utilizzare la cucina come spazio di creatività, sperimentando con diversi ingredienti e tecniche di cottura per mantenere la dieta eccitante e variata.

Innovazione nell'esercizio Fisico

Prova di Nuove Attività: Essere aperti a provare nuove forme di attività fisica che possano essere divertenti, stimolanti e benefiche.

Integrazione di Tecnologie: Sfruttare le tecnologie emergenti, come app fitness o dispositivi indossabili, per migliorare e diversificare la routine di esercizio.

Tecniche Avanzate di Gestione dello Stress

Approcci Moderni alla Riduzione dello Stress: Esplorare nuove tecniche per la gestione dello stress, come la realtà virtuale, la meditazione guidata, o le terapie di rilassamento innovative.

Personalizzazione delle Pratiche di Rilassamento: Adattare le tecniche di rilassamento alle preferenze individuali e ai cambiamenti nelle circostanze di vita.

Mantenimento dell'apertura e della Curiosità

Apprendimento Continuo: Essere sempre aperti a nuove informazioni e ricerche nel campo della salute antinfiammatoria.

Rimani Curioso e Sperimenta: Mantenere una mentalità curiosa, sperimentando e adattando nuove idee e approcci.

Collaborazione e Condivisione di Conoscenze

Collaborare con Altri: Condividere scoperte ed esperienze con la comunità, apprendendo dai successi e dalle sfide degli altri.

Partecipare a Comunità Online e Offline: Essere attivi in comunità online e offline per rimanere aggiornati sulle ultime tendenze e innovazioni.

Transizione al Prossimo Punto

Dopo aver esaminato l'importanza dell'innovazione e della sperimentazione, il prossimo punto offrirà una riflessione finale sul viaggio verso uno stile di vita antinfiammatorio. Fornirà consigli e ispirazioni per continuare a crescere e a evolversi nel percorso del benessere.

10.5 Riflessione Finale e Continuazione del Viaggio nel Benessere

Il punto 10.5 conclude il libro con una riflessione finale, fornendo una prospettiva per il futuro e incoraggiando il lettore a persistere nel proprio viaggio verso uno stile di vita antinfiammatorio. Questa sezione mira a consolidare i concetti appresi e a motivare il lettore a proseguire il percorso con fiducia e determinazione.

Riepilogo dei Concetti Chiave

Riepilogo degli Insegnamenti: Riflettere sui concetti chiave appresi nel libro, inclusi i benefici di una dieta antinfiammatoria, l'importanza dell'esercizio fisico, della gestione dello stress e del supporto sociale.

Valore della Salute Olistica: Sottolineare il valore di un approccio olistico alla salute che integra corpo, mente e spirito.

Importanza della Coerenza e del Cambiamento

Mantenimento a Lungo Termine: Discutere l'importanza di mantenere la coerenza nelle abitudini antinfiammatorie pur rimanendo aperti al cambiamento e all'adattamento.

Flessibilità e Crescita Personale: Enfatizzare come la flessibilità e l'apertura alla crescita personale siano essenziali per navigare efficacemente nel percorso di salute e benessere.

Ispirazione per il Futuro

Visione a Lungo Termine: Incoraggiare il lettore a sviluppare una visione a lungo termine per la propria salute e benessere, guardando oltre le sfide immediate e focalizzandosi sugli obiettivi futuri.

Potere dell'esempio Personale: Sottolineare come le scelte individuali possano ispirare e influenzare positivamente gli altri.

Strategie per Mantenere la Motivazione

Obiettivi e Celebrazioni: Proporre di stabilire obiettivi regolari e celebrare i traguardi raggiunti come mezzo per mantenere la motivazione.

Comunità e Rete di Supporto: Ricordare l'importanza di rimanere connessi con una comunità di supporto per incoraggiamento e ispirazione.

Capitolo 11: Ricette Facili E Veloci

Insalata di Barbabietole e Arancia con Noci

Ingredienti:

3 barbabietole medie, cotte e tagliate a fette

2 arance, sbucciate e tagliate a fette

1/2 tazza di noci, tritate grossolanamente

2 cucchiai di olio d'oliva extra vergine

1 cucchiaio di aceto balsamico

Sale e pepe nero, q.b.

1 cucchiaio di miele (opzionale)

Un pizzico di timo fresco o essiccato

Valori Nutrizionali (per porzione):

Calorie: circa 200-250 kcal

Proteine: 3-4 g

Grassi: 15-20 g (principalmente grassi monoinsaturi e polinsaturi)

Carboidrati: 20-25 g

Fibre: 4-5 g

Zuccheri: 12-15 g (naturali dalle arance e barbabietole)

Preparazione:

Preparare le Barbabietole: Se non hai barbabietole già cotte, cuocile in acqua bollente per circa 40-50 minuti o fino a quando sono tenere. Lasciale raffreddare, poi pelale e tagliale a fette.

Preparare le Arance: Sbuccia le arance, rimuovendo tutta la parte bianca. Tagliale a fette o a spicchi.

Tostare le Noci: In una piccola padella, tosta le noci tritate a fuoco medio per 3-5 minuti, finché non diventano leggermente dorate e aromatiche. Lasciale raffreddare.

Preparare la Vinaigrette: In una piccola ciotola, mescola l'olio d'oliva con l'aceto balsamico, un pizzico di sale, pepe nero e miele (se lo usi). Aggiungi il timo e mescola bene.

Assemblare l'Insalata: Disponi le fette di barbabietola e arancia su un piatto da portata. Cospargi le noci tostate sopra.

Condire l'Insalata: Versa la vinaigrette sull'insalata appena prima di servirla. Aggiusta di sale e pepe, se necessario.

Servire: l'insalata è ora pronta per essere servita. Può essere un ottimo antipasto o un contorno leggero e saporito.

Questa ricetta combina il dolce delle arance e delle barbabietole con il croccante delle noci tostate, creando un piatto ricco di sapori e texture, oltre ad essere nutriente e in linea con una dieta antinfiammatoria.

Tranci di Merluzzo al Limone e Timo

Ingredienti:

4 tranci di merluzzo (circa 150 g ciascuno)

2 limoni, uno spremuto e uno tagliato a fette

2 cucchiai di olio d'oliva extra vergine

2 spicchi d'aglio, tritati finemente

1 cucchiaio di timo fresco (o 1 cucchiaino di timo essiccato)

Sale e pepe nero, q.b.

Prezzemolo fresco tritato per guarnire (opzionale)

Valori Nutrizionali (per porzione):

Calorie: circa 200-250 kcal

Proteine: 23-28 g

Grassi: 10-12 g

Carboidrati: 3-5 g

Fibre: 1-2 g

Zuccheri: meno di 1 g

Preparazione:

Preparare il Merluzzo: Preriscalda il forno a 200°C. Ungi leggermente una teglia da forno.

Marinare il Merluzzo: In una ciotola, mescola il succo di limone, l'olio d'oliva, l'aglio tritato e il timo. Aggiungi sale e pepe a piacere. Immergi i tranci di merluzzo nella marinata, assicurandoti che siano completamente coperti. Lasciali marinare per circa 15-20 minuti.

Cuocere il Merluzzo: Disponi i tranci di merluzzo nella teglia da forno. Versa sopra di essi il resto della marinata. Aggiungi le fette di limone sulla parte superiore dei tranci.

Infornare: Inforna il merluzzo per circa 12-15 minuti o fino a quando il pesce si sfalda facilmente con una forchetta.

Guarnire e Servire: Togli i tranci di merluzzo dal forno. Guarnisci con prezzemolo fresco tritato, se desiderato. Servi immediatamente.

Questa ricetta è un ottimo modo per gustare il merluzzo, un pesce magro ricco di proteine e omega-3. Il limone e il timo aggiungono un sapore fresco e aromatico che esalta la delicatezza del pesce.

Zuppa di Broccoli e Cavolo con Zenzero

Ingredienti:

1 testa grande di broccoli, tagliata a cimette

1/2 cavolo verde, tritato

1 cipolla media, tritata

2 spicchi d'aglio, tritati

1 pezzo di zenzero fresco (circa 2 cm), grattugiato

1 litro di brodo vegetale o di pollo a basso contenuto di sodio

2 cucchiai di olio d'oliva extra vergine

Sale e pepe nero, q.b.

Un pizzico di peperoncino (opzionale)

Succo di 1/2 limone

Valori Nutrizionali (per porzione):

Calorie: circa 100-150 kcal

Proteine: 4-6 g

Grassi: 5-7 g

Carboidrati: 15-20 g

Fibre: 5-6 g

Zuccheri: 3-4 g

Preparazione:

Soffriggere le Verdure: In una grande pentola, riscalda l'olio d'oliva a fuoco medio. Aggiungi la cipolla tritata e cuoci fino a che non diventa trasparente, circa 5 minuti. Aggiungi l'aglio e lo zenzero grattugiato, cuoci per altri 1-2 minuti.

Aggiungere Broccoli e Cavolo: Aggiungi le cimette di broccoli e il cavolo tritato. Mescola bene e cuoci per circa 5 minuti, fino a quando le verdure iniziano a diventare tenere.

Versare il Brodo: Aggiungi il brodo vegetale o di pollo. Porta a ebollizione, poi riduci il fuoco e lascia sobbollire.

Cuocere la Zuppa: Lascia cuocere la zuppa a fuoco lento per circa 15-20 minuti o fino a quando le verdure sono completamente cotte.

Condire: Aggiusta di sale e pepe. Se ti piace, aggiungi un pizzico di peperoncino per un tocco piccante. Spremi il succo di limone nella zuppa per aggiungere freschezza.

Frullare (Opzionale): Per una zuppa più cremosa, puoi frullare metà della zuppa con un frullatore a immersione e poi rimescolarla con il resto.

Servire: Servi la zuppa calda. È ottima da sola o accompagnata con crostini integrali.

Questa zuppa è ricca di nutrienti, fibre e antiossidanti, perfetta per una dieta antinfiammatoria. Il mix di broccoli, cavolo e zenzero offre un potente effetto antinfiammatorio e detossificante.

Frullato Verde con Spinaci, Mela e Zenzero

Ingredienti:

2 tazze di spinaci freschi

1 mela grande, sbucciata e tagliata a pezzi

1 pezzo di zenzero fresco (circa 2 cm), pelato e grattugiato

1 banana matura

1/2 tazza di yogurt greco o yogurt di cocco

1 tazza di latte di mandorla o altro latte vegetale

1 cucchiaio di semi di chia

1 cucchiaino di miele o sciroppo d'acero (opzionale)

Ghiaccio (opzionale)

Valori Nutrizionali (per porzione):

Calorie: circa 250-300 kcal

Proteine: 8-10 g

Grassi: 5-7 g

Carboidrati: 45-50 g

Fibre: 8-10 g

Zuccheri: 20-25 g

Preparazione:

Preparare gli Ingredienti: Lava gli spinaci e taglia la mela a pezzi. Sbuccia e grattugia lo zenzero. Sbuccia la banana.

Assemblare il Frullato: Metti gli spinaci, la mela, lo zenzero grattugiato, la banana, lo yogurt, il latte di mandorla, i semi di chia e il dolcificante (se usato) nel frullatore.

Frullare: Frulla gli ingredienti ad alta velocità fino ad ottenere un composto omogeneo e cremoso. Se il frullato è troppo spesso, aggiungi un po' più di latte di mandorla per raggiungere la consistenza desiderata.

Aggiungere Ghiaccio (Opzionale): Se preferisci un frullato più fresco, puoi aggiungere del ghiaccio e frullare di nuovo fino a che non si sminuzza completamente.

Servire: Versa il frullato in un bicchiere e servi immediatamente.

Questo frullato verde è ricco di vitamine, minerali, fibre e antiossidanti. Gli spinaci forniscono ferro e folati, la mela e la banana aggiungono dolcezza naturale e fibre, mentre lo zenzero offre proprietà antinfiammatorie. I semi di chia aggiungono omega-3 e ulteriori fibre, rendendolo un pasto o uno spuntino bilanciato e nutriente.

Bowl di Acai con Frutti Rossi e Semi di Chia

Ingredienti:

2 cucchiai di polvere di Acai o 1 confezione di polpa di Acai surgelata

1 banana matura

1/2 tazza di frutti rossi misti (come fragole, lamponi, mirtilli)

1 tazza di latte di mandorla o altro latte vegetale

1 cucchiaio di semi di chia

1 cucchiaio di miele o sciroppo d'acero (opzionale)

Topping: frutti rossi aggiuntivi, granola senza zuccheri aggiunti, cocco grattugiato

Valori Nutrizionali (per porzione):

Calorie: circa 300-350 kcal

Proteine: 5-7 g

Grassi: 10-15 g

Carboidrati: 50-60 g

Fibre: 10-12 g

Zuccheri: 20-25 g

Preparazione:

Preparare gli Ingredienti: Sbuccia la banana e prepara i frutti rossi. Se utilizzi Acai surgelato, lascialo scongelare per qualche minuto per facilitarne la miscelazione.

Frullare la Base: Metti la polvere di Acai (o la polpa surgelata), la banana, i frutti rossi, il latte di mandorla e i semi di chia nel frullatore. Aggiungi il dolcificante se desiderato. Frulla fino ad ottenere un composto omogeneo e cremoso.

Assemblare il Bowl: Versa il composto in una ciotola.

Aggiungere i Topping: Aggiungi sopra la miscela i frutti rossi freschi, una manciata di granola e un po' di cocco grattugiato per un tocco croccante e nutriente.

Servire: Goditi il tuo bowl di Acai subito per sfruttare al meglio la sua freschezza e cremosità.

Questo bowl di Acai è un'ottima opzione per la colazione o come spuntino ricco di energia. L'Acai è noto per le sue proprietà antiossidanti, mentre i semi di chia forniscono omega-3 e fibre. I frutti rossi aggiungono vitamine e una dolcezza naturale, rendendo questo piatto non solo salutare ma anche delizioso.

Petto di Pollo al Curry e Latte di Cocco

Ingredienti:

4 petti di pollo (circa 150-200 g ciascuno)

1 lattina di latte di cocco (circa 400 ml)

2 cucchiai di pasta di curry (rosso o verde, a seconda delle preferenze)

1 cipolla media, tritata

2 spicchi d'aglio, tritati

1 pezzo di zenzero fresco (circa 2 cm), grattugiato

1 cucchiaio di olio d'oliva extra vergine

Sale e pepe nero, q.b.

Coriandolo fresco per guarnire (opzionale)

Valori Nutrizionali (per porzione):

Calorie: circa 350-400 kcal

Proteine: 25-30 g

Grassi: 20-25 g

Carboidrati: 8-10 g

Fibre: 1-2 g

Zuccheri: 3-4 g

Preparazione:

Preparare il Pollo: Taglia i petti di pollo in pezzi medi. Salali e pepali leggermente.

Soffriggere le Spezie: In una padella grande, riscalda l'olio d'oliva a fuoco medio. Aggiungi la cipolla tritata, l'aglio e lo zenzero. Cuoci fino a quando la cipolla diventa trasparente.

Aggiungere il Curry: Aggiungi la pasta di curry alla padella e mescola bene con le cipolle, l'aglio e lo zenzero. Lascia cuocere per un minuto per far sviluppare i sapori.

Cuocere il Pollo: Aggiungi i pezzi di pollo nella padella e mescolali con le spezie per coprirli uniformemente. Cuoci per circa 5-7 minuti o fino a quando il pollo inizia a dorarsi.

Aggiungere il Latte di Cocco: Versa il latte di cocco nella padella, mescolando bene con il pollo e le spezie. Porta a ebollizione, poi riduci il fuoco e lascia sobbollire per 10-15 minuti, fino a quando il pollo è ben cotto e la salsa si è addensata leggermente.

Guarnire e Servire: Guarnisci il piatto con coriandolo fresco tritato, se desiderato. Servi il pollo al curry con riso basmati o pane naan per un pasto completo.

Questo piatto combina la ricchezza del latte di cocco con i sapori intensi del curry, creando un piatto ricco di gusto ma semplice da preparare. Il pollo fornisce una buona dose di proteine, mentre il latte di cocco aggiunge cremosità e un tocco esotico.

Hummus di Ceci con Paprika e Olio d'Oliva

Ingredienti:

1 lattina di ceci (circa 400 g), scolati e sciacquati

2 cucchiai di tahini (pasta di sesamo)

1 spicchio d'aglio, tritato

Il succo di 1 limone

2 cucchiai di olio d'oliva extra vergine, più un po' per guarnire

1/2 cucchiaino di paprika affumicata

Sale e pepe nero, q.b.

Acqua o acqua di cottura dei ceci, se necessario

Per guarnire: prezzemolo tritato, semi di sesamo, un pizzico di paprika

Valori Nutrizionali (per porzione):

Calorie: circa 150-200 kcal

Proteine: 6-8 g

Grassi: 8-10 g

Carboidrati: 15-20 g

Fibre: 4-5 g

Zuccheri: 2-3 g

Preparazione:

Preparare i Ceci: Scola e sciacqua i ceci. Per un hummus più cremoso, puoi rimuovere la pellicina che copre i ceci.

Frullare gli Ingredienti: In un frullatore o un robot da cucina, unisci i ceci, il tahini, l'aglio, il succo di limone, l'olio d'oliva, la paprika, il sale e il pepe. Frulla fino a ottenere un composto omogeneo e cremoso. Se l'hummus risulta troppo spesso, aggiungi un po' d'acqua o acqua di cottura dei ceci per raggiungere la consistenza desiderata.

Assaggiare e Aggiustare: Assaggia l'hummus e regola di sale, pepe o limone se necessario.

Servire: Trasferisci l'hummus in una ciotola. Crea un piccolo incavo al centro e versa un filo di olio d'oliva extra vergine. Cospargi con prezzemolo tritato, semi di sesamo e un pizzico di paprika per guarnire.

Conservazione: l'hummus può essere conservato in frigorifero in un contenitore ermetico per 3-4 giorni.

L'hummus di ceci è un'ottima fonte di proteine vegetali e fibre. L'aggiunta di tahini fornisce grassi sani, mentre la paprika affumicata aggiunge un tocco di sapore unico. È perfetto come antipasto, spalmato su pane tostato o come dip per verdure crude.

Risotto Vegetariano con Zucchine e Basilico

Ingredienti:

1 tazza di riso Arborio o Carnaroli (per risotti)

2 zucchine medie, tagliate a cubetti

1 cipolla piccola, tritata finemente

2 spicchi d'aglio, tritati

1 litro di brodo vegetale

1/2 tazza di vino bianco secco

2 cucchiai di olio d'oliva extra vergine

1/4 di tazza di parmigiano reggiano grattugiato (opzionale per versione vegana)

Un ciuffo di basilico fresco, tritato

Sale e pepe nero, q.b.

Valori Nutrizionali (per porzione):

Calorie: circa 300-350 kcal

Proteine: 8-10 g

Grassi: 10-12 g

Carboidrati: 45-50 g

Fibre: 2-3 g

Zuccheri: 3-4 g

Preparazione:

Preparare il Brodo: Porta a ebollizione il brodo vegetale e mantienilo caldo su fuoco basso.

Soffriggere la Cipolla e l'Aglio: In una pentola capiente, riscalda l'olio d'oliva e soffriggi la cipolla tritata fino a quando non diventa trasparente. Aggiungi l'aglio e cuoci per un altro minuto.

Aggiungere le Zucchine: Metti le zucchine tagliate nella pentola e cuocile per circa 3-4 minuti, fino a che iniziano a diventare tenere.

Tostare il Riso: Aggiungi il riso e tostalo per 1-2 minuti mescolando costantemente.

Sfumare con il Vino: Versa il vino bianco e lascia evaporare, mescolando continuamente.

Cuocere il Risotto: Inizia ad aggiungere il brodo caldo, un mestolo alla volta, aspettando che il riso assorba quasi completamente il liquido prima di aggiungere il successivo. Continua questo processo per circa 18-20 minuti, fino a quando il riso è al dente.

Mantecare: Togli la pentola dal fuoco e aggiungi il parmigiano reggiano e il basilico fresco. Mescola bene fino ad ottenere un risotto cremoso.

Condire: Aggiusta di sale e pepe a tuo gusto.

Servire: Servi il risotto caldo, guarnendo con ulteriore basilico fresco se desiderato.

Questo risotto vegetariano offre un'ottima combinazione di carboidrati complessi, fibre e proteine (soprattutto se si aggiunge il parmigiano), oltre a essere ricco di sapore grazie alla freschezza delle zucchine e del basilico.

Tortillas Integrali con Ripieno di Verdure Grigliate

Ingredienti:

4 tortillas integrali

1 zucchina, tagliata a fette sottili

1 peperone rosso, tagliato a strisce

1 cipolla rossa, tagliata a fette

1 spicchio d'aglio, tritato

1 avocado, tagliato a fette

1 pomodoro, tagliato a fette

2 cucchiai di olio d'oliva extra vergine

Sale e pepe nero, q.b.

Succo di 1 lime

Coriandolo fresco tritato (opzionale)

Valori Nutrizionali (per porzione):

Calorie: circa 200-250 kcal

Proteine: 6-8 g

Grassi: 10-12 g (principalmente grassi monoinsaturi dall'avocado)

Carboidrati: 30-35 g

Fibre: 5-7 g

Zuccheri: 4-6 g

Preparazione:

Grigliare le Verdure: Preriscalda una griglia o una padella grill a fuoco medio-alto. Ungi leggermente le fette di zucchina, peperone e cipolla con un cucchiaio di olio d'oliva, sale e pepe. Griglia le verdure per circa 3-4 minuti per lato, fino a quando non sono tenere e leggermente carbonizzate.

Preparare l'Avocado: In una ciotola, schiaccia l'avocado con il succo di lime, l'aglio tritato, sale e pepe. Mescola fino ad ottenere una consistenza cremosa.

Scaldare le Tortillas: Scalda le tortillas in una padella per circa 30 secondi per lato, fino a quando non diventano morbide e calde.

Assemblare le Tortillas: Spalma una parte dell'avocado schiacciato su ciascuna tortilla. Aggiungi sopra le verdure grigliate e il pomodoro a fette.

Aggiungere il Coriandolo: Cospargi di coriandolo fresco tritato, se lo desideri.

Servire: Arrotola le tortillas e servile immediatamente.

Questa ricetta offre un pasto leggero ma soddisfacente, ricco di fibre e nutrienti essenziali. L'aggiunta di avocado fornisce grassi sani, mentre le verdure grigliate aggiungono sapore e texture. Le tortillas integrali aumentano l'apporto di fibre, rendendo questo pasto una scelta equilibrata e nutriente.

Mousse di Avocado e Cacao con Nocciole Tostate

Ingredienti:

2 avocado maturi, sbucciati e privati del nocciolo

1/4 di tazza di cacao in polvere non zuccherato

1/4 di tazza di miele o sciroppo d'acero (per una versione vegana)

1/2 cucchiaino di estratto di vaniglia

Un pizzico di sale

1/4 di tazza di latte di mandorla o altro latte vegetale

1/4 di tazza di nocciole, tostate e tritate grossolanamente

Valori Nutrizionali (per porzione):

Calorie: circa 250-300 kcal

Proteine: 4-5 g

Grassi: 15-20 g (principalmente grassi monoinsaturi e polinsaturi dall'avocado)

Carboidrati: 25-30 g

Fibre: 7-9 g

Zuccheri: 12-15 g

Preparazione:

Frullare gli Ingredienti: Metti l'avocado, il cacao in polvere, il miele o sciroppo d'acero, l'estratto di vaniglia, il sale e il latte di mandorla in un frullatore o un robot da cucina. Frulla fino ad ottenere un composto liscio e cremoso. Se necessario, aggiungi un po' più di latte per raggiungere la consistenza desiderata.

Tostare le Nocciole: Preriscalda il forno a 180°C. Stendi le nocciole su una teglia e tostale per 5-10 minuti, fino a quando non diventano leggermente dorate. Lasciale raffreddare, poi tritale grossolanamente.

Assemblare la Mousse: Versa la mousse in ciotole individuali.

Aggiungere le Nocciole: Cospargi la mousse con le nocciole tostate tritate.

Raffreddare: Metti la mousse in frigorifero per almeno 1 ora prima di servire. Questo permette alla mousse di rassodarsi e di sviluppare appieno i suoi sapori.

Servire: Servi la mousse fredda come dessert o come spuntino ricco e nutriente.

Questa mousse di avocado e cacao è un dessert ricco e cremoso, ma anche sorprendentemente sano. L'avocado fornisce grassi buoni e una texture cremosa, mentre il cacao aggiunge un sapore ricco di antiossidanti. Le nocciole tostate aggiungono un piacevole contrasto croccante.

Conclusione: Inizia il Tuo Viaggio Verso una Vita Trasformata

Mentre ci avviciniamo alla fine di questo viaggio attraverso le pagine di "Dieta Antinfiammatoria: il tuo alleato per la salute", è il momento di riflettere non solo su ciò che abbiamo appreso, ma anche sul potere che ognuno di noi possiede per trasformare la propria vita. Questo libro non è semplicemente una guida, ma un inizio, un primo passo verso una strada che promette non solo salute, ma anche un benessere e una vitalità rinnovati.

Sì, il percorso verso un'esistenza antinfiammatoria può sembrare arduo all'inizio. Cambiare abitudini consolidate, adottare nuovi modi di mangiare, integrare l'esercizio nella routine quotidiana, e gestire lo stress in modi sani, richiede impegno e determinazione. Tuttavia, ricorda che ogni grande viaggio inizia con un singolo passo. E tu hai già compiuto quel passo iniziando a leggere queste pagine.

Immagina una vita dove il cibo che consumi non è più un nemico, ma un amico che nutre, guarisce e rinvigorisce. Una vita dove l'attività fisica non è un compito gravoso, ma un'opportunità gioiosa per celebrare ciò che il tuo corpo può fare. Una vita dove lo stress non domina, ma è gestito con grazia e comprensione attraverso pratiche di consapevolezza e rilassamento. Questo è il potenziale di ciò che ti attende.

Il viaggio antinfiammatorio non è solo un percorso verso la riduzione dei sintomi o il miglioramento della salute fisica. È una strada verso una migliore comprensione di te stesso, verso una connessione più profonda con il cibo che mangi, con il modo in cui muovi il tuo corpo, e con le tecniche che usi per calmare la tua mente. È un viaggio che unisce corpo, mente e spirito in un'armonia che riecheggia in ogni aspetto della tua vita.

Mentre prosegui in questo percorso, ci saranno inevitabilmente ostacoli e sfide. Ma ricorda, ogni sfida è un'opportunità per crescere, per imparare qualcosa di nuovo su di te e sul mondo che ti circonda. Non scoraggiarti quando incontri un ostacolo; piuttosto, accoglilo come un segno che stai progredendo, che stai spingendo i tuoi limiti e scoprendo la tua vera forza.

Tu non sei solo in questo viaggio. Ci sono comunità, sia online che offline, piene di individui che, come te, hanno scelto di abbracciare questo stile di vita. Queste comunità possono offrire supporto, consigli e ispirazione. Condividi la tua storia, ascolta quella degli altri e insieme, crescete.

In conclusione, queste pagine non segnano la fine, ma piuttosto un nuovo inizio. Un inizio di un viaggio che è tanto unico quanto lo sei tu. Prendi ciò che hai appreso, adattalo alle tue esigenze e circostanze personali e guarda con entusiasmo al futuro. Un futuro dove ogni giorno ti avvicini sempre di più alla versione più sana, felice e realizzata di te stesso.

Inizia questo viaggio con speranza nel cuore, con la scienza e la saggezza come tuoi alleati, e con la convinzione che il percorso antinfiammatorio è più di una dieta o un regime – è una nuova forma di vivere pienamente, consapevolmente e gioiosamente. Buon viaggio verso il tuo rinnovato sé!

Nel caso in cui questo libro ti abbia colpito positivamente e sia stato utile, ti sarei grato se potessi dedicare qualche istante per condividere le tue impressioni con una breve recensione su Amazon.

Grazie,

<u>Giuliano Monti</u>